河北省科普专项项目编号 22557707K

孕期健康科普

准妈妈的贫血防治

史 敏 李秀娟 毛亚菲 / 主编

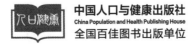

中国人口与健康出版社
China Population and Health Publishing House
全国百佳图书出版单位

图书在版编目（CIP）数据

准妈妈的贫血防治 / 史敏，李秀娟，毛亚菲主编
. -- 北京：中国人口与健康出版社，2024.6

ISBN 978-7-5101-9664-5

Ⅰ.①准…　Ⅱ.①史…②李…③毛…　Ⅲ.①孕妇 -
贫血 - 防治　Ⅳ.①R556

中国国家版本馆 CIP 数据核字（2024）第 036309 号

准妈妈的贫血防治

ZHUNMAMA DE PINXUE FANGZHI

史　敏　李秀娟　毛亚菲　主编

责 任 编 辑	魏　娜
装 帧 设 计	华兴嘉誉
责 任 印 制	林　鑫　任伟英
出 版 发 行	中国人口与健康出版社
印　　　刷	小森印刷（北京）有限公司
开　　　本	880毫米 ×1230毫米　1/32
印　　　张	4.5
字　　　数	75 千字
版　　　次	2024 年 6 月第 1 版
印　　　次	2024 年 6 月第 1 次印刷
书　　　号	ISBN 978-7-5101-9664-5
定　　　价	20.00 元

电 子 信 箱	rkcbs@126.com
总编室电话	（010）83519392
发行部电话	（010）83510481
传　　　真	（010）83538190
地　　　址	北京市西城区广安门南街 80 号中加大厦
邮 政 编 码	100054

编 委 会

主 编
史 敏 李秀娟 毛亚菲

副主编
刘 梅 张亚平 付 洁

编 委
（按姓氏拼音排序）

付 洁 河北医科大学第二医院

郭玉楷 河北医科大学第二医院

李晓菲 河北医科大学第二医院

李秀娟 河北医科大学第二医院

刘 梅 河北医科大学第二医院

毛亚菲 河北医科大学第一医院

史 敏 河北医科大学第二医院

张亚平 河北医科大学第二医院

前　言

————————————————

　　在古老的中国，两千年前的《内经》对血液即有不少论述，指出"五谷之精液，和合而为血"，"中焦受气取汁，变化而赤是谓血"，意思是血液乃饮食中的精华经过消化变化而成。又说"心主身之血脉""夫脉者血之府也""经脉流行不止，环周不休"，认为血之所在及循环与心和脉有关。而对于血的功能，指出"心主血脉，其华在面"，"肉者，多血则充形"，"肝受血而能视，足受血而能步，掌受血而能握，指受血而能摄"，"血气经络胜形则寿，不胜形则夭"，说明血与形色"活动"乃至生命都密切相关。

　　红细胞是最早被发现和报道的血细胞。红细胞疾病包括数量和质量的异常，其均可影响生活质量，严重者甚至威胁生命。而孕育生命之精华时期即妊娠期，随着妊娠期的生理改变，血液系统也发生了很大变化。自妊娠 3 个月起，孕妇血容量增加，其中血浆增加开始较早，且增加量多，而红细胞的增加发生得晚，增加的量也少。妊娠中期血容量增加的速度最快，在妊娠 32 ～ 34 周血容量的增加达到高峰，此后维持高水平。妊娠足月时，血容量比妊娠前增加 40% ～ 45%，其中红细胞仅为增加的血容量的 1/3（约 450ml），因此孕妇血液稀释，容易发生贫血。

贫血是妊娠期最常见的内科合并症，属于高危妊娠范畴。贫血孕妇的抵抗力低下，对手术、分娩和麻醉的耐受能力也很差，即使是轻度和中度贫血，孕妇妊娠期和分娩期的风险也会增加。孕妇贫血不仅与生理因素相关，而且与社会经济、文化、环境及医疗保健服务等因素相关，这些因素相互作用共同造成孕妇贫血的高发生率。

有鉴于此，本书着力以妊娠期各种类型贫血为切入点，参考大量调查报告与文献资料，通过科学探讨、临床案例对妊娠期贫血进行通俗易懂的多层次科普，为婴幼儿的健康成长打下坚实的前期基础。同时聚焦广大读者所关注的问题，从妊娠期贫血定义、贫血类型及原因、缺铁性贫血、巨幼细胞贫血、再生障碍性贫血、地中海贫血、妊娠期慢性病贫血、妊娠期并发白血病、其他溶血性贫血、妊娠期贫血的正确认知十个部分深入浅出地讲解妊娠期易患的贫血类型及特点，引领准妈妈们通过实验室检查报告的特点准确认知常见贫血的临床表现及危害性，并为妊娠期贫血的筛查和临床治疗提供建议，以尽早采取规范有效的预防和治疗措施，从而保障母亲和胎儿的健康。

为指导妊娠期贫血的诊治，美国妇产科医师学会（ACOG）于 2008 年发布了《妊娠期贫血》指南（No.95）。随着相关证据的增加及更新，其于 2021 年 8 月对指南进行了更新（No.233）。本书是重点依据最新版 ACOG《妊娠期贫血》指南，基于孕期常见贫血、健康饮食等科学知识而创作的科普图书。

国内关于妊娠期贫血和有关疾病的科普类书籍不多，本书通过对常见贫血知识的普及，引起高危孕妇重视，并对如何预防贫血给出专业性、科学性、可操作性的指导意见，拨开笼罩在准妈妈头上的疑云，扫清因不明真相而产生的不必要的恐慌和误解。

编　者

2024 年 2 月

目 录 | Contents

第三部分 | 妊娠期缺铁性贫血

第四部分 | 妊娠期巨幼细胞贫血

第八部分 ┃ 妊娠期合并白血病

第九部分 │ **其他溶血性贫血**

第十部分 │ 妊娠期贫血的正确认知

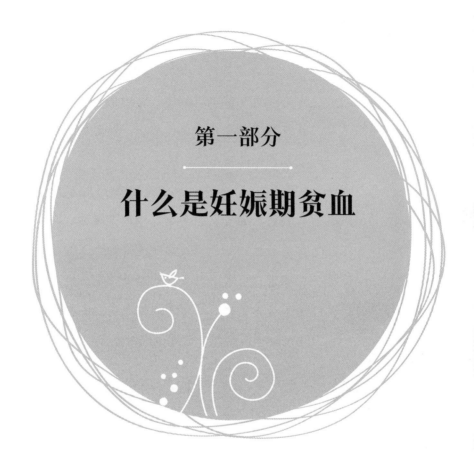

第一部分

什么是妊娠期贫血

妊娠是育龄妇女的一种生理现象。孕妇在孕育胎儿的过程中，体内的各器官发生了显著的变化，以适应这一特定的生理现象并保证胎儿的正常发育。

血液系统方面，妇女在妊娠前后亦出现较大的差别。其中以血容量增加、血细胞数量改变、血液黏滞度增加、红细胞生成素分泌水平以及铁代谢的改变最为显著，这种变化是一种适应性改变，主要为满足母体及胎儿正常生理代谢的需要。

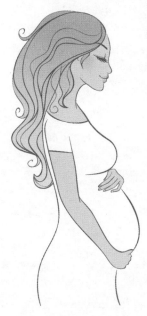

1 妊娠期血容量有哪些改变？

妊娠第 6 周后，血浆容量开始上升，至第 20 周时，比孕前增加 20%，到孕第 24 周则迅速上升，增加 45% ～ 50%，第 24 周以后速度减慢，于妊娠第 32 ～ 34 周逐渐达高峰，第 34 周血浆容量最多，可达 1000 ～ 1200ml，此后维持此水平直至分娩。产褥期血浆容量下降，但在产后 48 ～ 120 小时可暂时性升高，此种升高可能与钠的潴留及产后第 3 天醛固酮的排泄暂时性增加有关，产后 2 ～ 3 周血浆容量恢复正常。

妊娠期血浆容量增幅与孕妇体态、大小无关，但与胎儿体重密切相关。此外，经产妇的增加多于初产妇，双胎妊娠较单胎更多。

2 妊娠期红细胞成分有哪些改变？

妊娠期血容量增加，包括血浆容量和红细胞的增加。由于血浆容量增加，孕妇自妊娠第 6 周起，红细胞计数、血红蛋白（hemoglobin）浓度及血细胞比容（hematocrit）均下降。孕 20 周以后，红细胞容量开始上升，此后整个妊娠期持续增长，直至足月达最高峰，产后第 6 周恢复正常。在妊娠第 26 ～ 28 周，血红蛋白浓度及血细胞比容保持不变，随后，两者轻度上升，妊娠末期血红蛋白平均增加约 200mg，产后第 6 周恢复到正常水平。

3　贫血如何确定？

在我国，未妊娠妇女血红蛋白 <120g/L，可诊断为贫血。由于妊娠期血液系统的生理变化，妊娠期贫血的诊断标准不同于非妊娠妇女。

世界卫生组织的标准为孕妇外周血血红蛋白 <110g/L 及血细胞比容 <0.30 为妊娠期贫血。

我国多年来一直沿用的标准是血红蛋白 <100g/L、红细胞计数 $<3.5 \times 10^{12}$/L 或血细胞比容 <0.30。

4 贫血程度如何判断?

妊娠期贫血程度一般可分为 4 度:

轻度:红细胞计数($3.0 \sim 3.5$)$\times 10^{12}$/L,血红蛋白 $91 \sim 100$g/L。

中度:红细胞计数($2.0 \sim 3.0$)$\times 10^{12}$/L,血红蛋白 $61 \sim 90$g/L。

重度:红细胞计数($1.0 \sim 2.0$)$\times 10^{12}$/L,血红蛋白 $31 \sim 60$g/L。

极重度:红细胞计数 $\leq 1.0 \times 10^{12}$/L,血红蛋白 ≤ 30g/L。

5 妊娠期贫血的临床表现有哪些?

由于中国女性的饮食结构等原因,以至于很多女性有不同程度的贫血情况,当子宫里面有了新的生命,身体出现贫血的症状就会变得比较明显或者变得比较严重,那么妊娠合并贫血的临床表现有哪些?

轻微的妊娠期贫血在临床上并没有明显的表现,但是贫血严重的患者可能会出现不适症状，如面色苍白、头晕、乏力、头痛、耳鸣、记忆力下降、失眠等，更严重的患者会出现活动耐力下降、活动后呼吸困难等。

不同类型的贫血会有不同的临床表现，例如，缺铁性贫血的患者可出现异食癖以及匙状甲，由于铁酶的缺乏导致患者出现皮肤黏膜异常，包括吞咽困难、舌乳头萎缩、舌炎，伴舌干裂、舌痛、口唇干裂等，严重者会出现脱发症状。巨幼细胞贫血患者会出现手麻、脚麻、行走急、共济失调等症状。

6 贫血与妊娠如何相互影响？

贫血是妊娠期最常见的合并症，属高危妊娠范畴。由于妊娠期血容量增加，且血浆增加多于红细胞增加，血液呈稀释状态，又称"生理性贫血"。贫血在妊娠各期对患儿均可造成一定危害，在贫血严重的国家和地区，妊娠期贫血是孕产妇死亡的重要原因之一。

7 贫血对妊娠的影响有哪些?

对多数贫血孕妇来说,母婴预后并不主要取决于贫血程度,更重要的是贫血原因。部分重度贫血孕妇,发生贫血的原因是多方面的,巨幼细胞贫血与缺铁性贫血可以并存,在诊断及治疗时应注意。

(1)对孕妇的影响:贫血孕妇的抵抗力低下,对分娩、手术和麻醉的耐受能力也会降低,即使是轻中度贫血,孕妇的耐受能力也很差,风险也会增加。严重贫血使孕妇对失血的耐受性降低,易并发产褥期感染。妊娠期巨幼细胞贫血主要是叶酸和维生素 B_{12} 缺乏所致。而叶酸或维生素 B_{12} 的缺乏,可导致流产和胎盘早剥,也可引发妊娠期高血压疾病。对于缺铁性贫血的孕妇,如果是轻度缺铁性贫血则对孕妇影响不大,而重症贫血时,可导致心肌缺氧,引起贫血性心脏病,严重者可导致充血性心力衰竭。

(2)对胎儿的影响:母体贫血,胎盘氧供不足,常导致胎儿宫内生长受限、低体重儿及早产儿的发生。新生儿发病率和病死率均增高。再生障碍性贫血的孕妇,其贫血可影响胎盘对氧的输送，易造成流产、早产和胎儿宫内死亡。

8 妊娠对贫血的影响有哪些?

一般来说，如果有贫血，要查清贫血原因并及时治疗，因为妊娠后不仅会加重贫血程度而且有些贫血会对胎儿的生长发育带来一定的影响。地中海贫血是遗传性疾病，属常染色体隐性遗传。如果夫妻俩都携带有这种疾病的病理基因，孩子发生这种疾病的可能性为25%。如果夫妻俩有一方是携带者，另一方正常，所生的孩子一般不会发病，但有可能也是携带者。再生障碍性贫血主要特征为全血细胞减少，表现为重度贫血、出血和感染，当合并妊娠时，病情更加复杂难治，母婴病死率显著增加。

9 为什么会得妊娠期贫血？

妊娠期贫血多为缺铁性贫血，主要是因为妊娠期铁元素的需要量大幅增加而导致孕妇缺铁，部分是巨幼细胞贫血，大多是缺乏叶酸所致，少数孕妇因缺乏维生素 B_{12} 而发病，再生障碍性贫血是因骨髓造血干细胞的数量减少和质量缺陷而导致造血障碍。

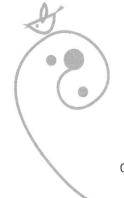

第二部分

妊娠期贫血类型及原因

由于遗传或获得性的原因，导致红细胞的生成、结构、代谢或消亡发生异常，引发各种与红细胞相关的疾病，称为红细胞疾病。妊娠期红细胞疾病中，最常见和最重要的就是贫血。贫血不是一种独立的疾病，而是一种临床综合征。即使在发达国家，也有1/3以上贫血患者需要到医院就诊，可见贫血的发生率相当高，应高度重视。

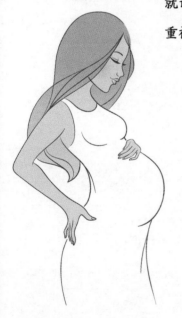

1 妊娠期贫血的类型有哪几种？

临床常见的贫血分类有三种：按病因和发病机制分类、按血细胞形态学分类和按骨髓增生程度分类。

（1）按病因和发病机制分类：红细胞生成减少、红细胞破坏增多和红细胞丢失过多三种。

（2）按血细胞形态学分类：根据平均红细胞体积（MCV）、平均红细胞血红蛋白含量（MCH）、平均红细胞血红蛋白浓度（MCHC）三项红细胞指标，将贫血分为正细胞性贫血、大细胞性贫血、小细胞性贫血、小细胞低色素性贫血四类。

（3）按骨髓增生程度分类：增生性贫血（溶血性贫血、缺铁性贫血等）；增生不良性贫血（再生障碍性贫血等）；骨髓红系成熟障碍（巨幼细胞贫血等）。

2 红细胞生成减少的原因有哪些？

（1）骨髓衰竭：如再生障碍性贫血（AA）、范可尼贫血等。

（2）红系祖细胞增生、分化障碍：如纯红细胞再生障碍性贫血（纯红再障）、慢性肾衰竭所致贫血（肾性贫血）、内分泌疾病所致贫血等。

（3）无效造血：如骨髓增生异常综合征（MDS）、先天性红系造血异常性贫血等。

（4）造血功能受抑：如抗肿瘤化学药物治疗、放射治疗后贫血等。

（5）骨髓浸润：如白血病和其他血液肿瘤、实体瘤骨髓转移所致贫血等。

（6）DNA 合成障碍：如叶酸和维生素 B_{12} 缺乏所致巨幼细胞贫血。

（7）血红蛋白合成障碍：如缺铁性贫血（IDA）、先天性无转铁蛋白血症、原发性肺含铁血黄素沉着症、珠蛋白生成障碍性贫血等。

（8）红系造血调节异常：如低氧亲和力血红蛋白病等。

（9）原因不明：如慢性病贫血、铁粒幼细胞贫血等。

3 红细胞破坏增多（溶血性贫血）的原因有哪些？

（1）红细胞内在异常（先天性溶血性贫血）

1）遗传性红细胞膜缺陷病（膜缺陷病）：①球形红细胞增多症；②椭圆形红细胞增多症；③靶形红细胞增多症；④口形红细胞增多症等。

2）先天性红细胞酶缺陷病（酶缺陷病）：①葡萄糖 –6– 磷酸脱氢酶缺陷病（G-6PD）；②丙酮酸激酶缺陷症（PK）；③其他酶缺陷症等。

3）血红蛋白异常病（Hb 异常病）：①珠蛋白合成减少：如地中海贫血（α–、β–）；②珠蛋白结构异常：如镰状细胞病，血红蛋白 C、D、E 病，不稳定血红蛋白病等。

4）卟啉代谢异常病（卟啉病）：如高铁血红蛋白血症、硫化血红蛋白血症等。

（2）红细胞外在异常（获得性溶血性贫血）

1）免疫性：①自身免疫性：温抗体型自身免疫性溶血性贫血、冷凝集综合征、阵发性寒冷性血红蛋白尿症；②同种免疫性：新生儿 ABO 溶血症、新生儿 Rh 溶血症、血型不合输血等；③药物免疫性：药物诱发性免疫性溶血性贫血。

2）阵发性睡眠性血红蛋白尿症（PNH）。

3）机械性：如红细胞破碎综合征、行军性血红蛋白尿症、大血管病溶血性贫血。

4）物理性：烧伤所致溶血。

5）化学性：化学物质所致溶血。

6）生物性：如微生物、寄生虫、动物（如蛇）毒素所致溶血。

7）脾功能亢进。

8）微血管病性溶血性贫血：如弥散性血管内凝血（DIC）、溶血性尿毒综合征（HUS）等。

4 红细胞丢失过量的原因有哪些？

（1）急性失血性贫血：由于短暂、快速、大量失血所致，见于消化道大出血，大量咯血，创伤、手术失血，内脏破裂和宫外孕等失血。

（2）慢性失血性贫血：由于长期、缓慢、小量失血所致，见于月经量过多、痔疮、慢性创面出血、疟疾和出血性疾病等。

5 为什么要重视妊娠期贫血?

贫血孕妇抵抗力低下,在妊娠和分娩期间的风险增加,严重者导致并发症甚至死亡。当孕妇患重度贫血时,经胎盘供氧和营养物质不足以满足胎儿生长所需,容易造成胎儿生长受限、胎儿窘迫、早产或死胎。

6 妊娠期贫血的干预措施有哪些?

(1)加强围产期保健,多渠道、多形式开展孕期健康教育宣传。利用讲座、手册以及宣传栏等渠道,宣传孕期贫血的相关知识,让孕妇主动进行自我保健、预防贫血。

(2)孕期要定期检查:定期做血常规监测,及时发现贫血证据,做到早检查、早发现、早治疗。发现存在贫血倾向要及时采取措施加以纠正。

（3）饮食指导：孕妇要养成科学膳食的习惯，增加铁剂摄入，医生根据贫血严重程度合理地指导孕妇饮食。妊娠早期部分孕妇恶心、呕吐、择食，营养不良可引起贫血。因此，应对孕妇提供针对性的营养指导。鼓励孕妇多吃高蛋白、高维生素、含铁及叶酸丰富的食物，如菠菜、猪肝、大枣、桂圆、香菇、海带、大豆、鸡血、鸡蛋等含铁丰富；新鲜蔬菜、水果含叶酸丰富。还可服孕妇营养奶粉，其内添加铁、叶酸、钙、蛋白质、DHA（胎儿脑部及视力发育的重要成分）、维生素、微量元素及矿物质等营养成分，确保孕妇体内需要。同时重视烹调技术，在加熟过程中尽可能保存维生素活性，利用食物进行干预。

（4）补充定量叶酸：叶酸是一种可以预防胎儿出现神经管问题的维生素，还可以帮助孕妇预防贫血问题的出现。成年妇女日需叶酸 $50 \sim 100 \mu g$，孕妇日需 $300 \sim 400 \mu g$，建议育龄妇女怀孕前 $2 \sim 3$ 个月开始口服叶酸，0.4mg/d，服至妊娠 12 周止，以避免由于妊娠期叶酸的缺乏而导致的巨幼细胞贫血及胎儿神经管畸形。妊娠 20 周以前，缺铁性贫血发生率不高，妊娠后期孕妇需铁量猛增，至妊娠晚期达高峰。故建议缺铁的孕妇妊娠 $4 \sim 5$ 个月开始服硫酸亚铁，150mg/d，维持至产后。

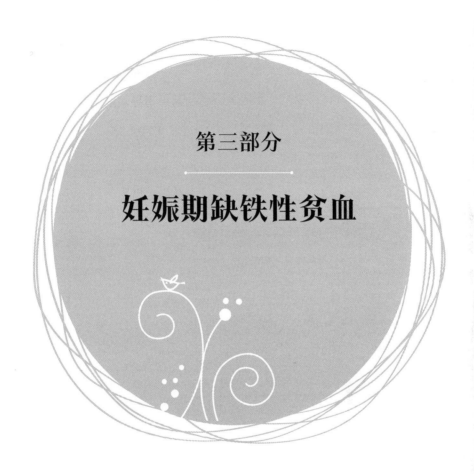

第三部分

妊娠期缺铁性贫血

李××，34岁，二胎，孕20周起在市妇幼保健院规范产检，孕35^{+4}周时例行产检，让李××高兴的是胎动、胎心是正常的，超声检查胎儿发育也是正常的；可是这次血常规检测，血红蛋白（Hb）为97g/L，低于孕妇正常参考范围（图3-1）。

检验目的：血常规（五分类）J

No	项目	结果	参考区间	单位	No	项目	结果	参考区间	单位
1	★白细胞计数	7.50	3.50-9.50	*10^9/L	19	红细胞分布宽度CV	22.5	↑11.5-16.5	%
2	中性粒细胞百分率	68.90	40.00-75.00	%	20	★血小板计数	148	125-350	*10^9/L
3	淋巴细胞百分率	23.50	20.00-50.00	%	21	平均血小板体积	7.80	7.40-11.00	fl
4	单核细胞百分率	5.90	3.00-10.00	%	22	血小板压积	0.12	0.09-0.30	%
5	嗜酸性粒细胞百分率	1.00	0.40-8.00	%	23	血小板分布宽度	17.10	↑11.60-16.50	fl
6	嗜碱性粒细胞百分率	0.70	0.00-1.00	%	24	大的不成熟细胞%	1.33	0.00-2.00	%
7	中性粒细胞绝对值	5.20	1.80-6.30	*10^9/L					
8	淋巴细胞绝对值	1.80	1.10-3.20	*10^9/L					
9	单核细胞绝对值	0.40	0.10-0.60	*10^9/L					
10	嗜酸性粒细胞绝对值	0.10	0.02-0.52	*10^9/L					
11	嗜碱性粒细胞绝对值	0.10	↑0.00-0.06	*10^9/L					
12	★红细胞计数	3.77	↓3.80-5.10	*10^12/L					
13	★血红蛋白量	97	↓115-150	g/L					
14	★红细胞比积	30.5	↓35.0-45.0	%					
15	平均红细胞体积	81.1	↓82.0-100.0	fl					
16	平均红细胞血红蛋白含量	25.7	↓27.0-34.0	pg					
17	平均红细胞血红蛋白浓度	317	316-354	g/L					
18	红细胞分布宽度SD	63.9	↑37.0-54.0	fl					

图3-1　缺铁性贫血血常规

　　外周血涂片是这样的（图3-2）。

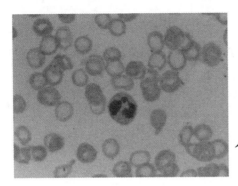

可见红细胞大小不一，形态多样，小细胞多见，红细胞中心淡染区扩大，可见红细胞碎片、泪滴样红细胞等。

图 3-2　缺铁性贫血外周血涂片

医生说她患贫血了，进一步检测血清铁蛋白（SF），结果显示是缺铁引起的（图 3-3）。

检验目的：铁蛋白测定

No	项目	缩写	结果	提示	单位	参考区间
1	铁蛋白	FERRITIN	6.80	↓	ng/ml	10.00-291.00

图 3-3　铁蛋白检查

那到底是什么原因呢？

原来，育龄期女性本来就很容易贫血，一方面可能是"大姨妈"的原因，另一方面是因为——

·妊娠期铁的需求量增加。

·体内储备铁不足。

·食物中铁的摄入不足，且铁不易被吸收。

·一些疾病：如慢性感染、寄生虫病、肝肾疾病、妊娠期高血压、产前出血等，均可使铁的储存、利用和代谢发生障碍。

这样一来，铁的需求增加、补充不足、丢失过多，可导致机体缺少铁这种元素，就会影响红细胞的生成，导致贫血。

那么，下面让我们一起走入妊娠期缺铁性贫血吧。

1 妊娠期缺铁性贫血你了解吗？

贫血是妊娠期最常见的合并症，是指循环血液的红细胞数量或血红蛋白值低于正常。贫血的患病率在世界各地差异很大，主要取决于种族、地域和社会经济因素。妊娠期贫血以缺铁性贫血为主，在我国，根据中华医学会围产医学分会《妊娠期铁缺乏和缺铁性贫血诊治指南》，我国缺铁性贫血妊娠时期的发病率分别为：孕早期 9.6%、孕中期 19.8%、孕晚期 33.8%。

2 导致妊娠期缺铁性贫血的原因是什么?

由于妊娠期血容量增加的特点是血浆增加多于红细胞增加,出现血液稀释,故我国孕妇贫血的诊断标准是红细胞计数 $<3.5 \times 10^{12}/L$、血红蛋白 $<100g/L$,血细胞比容 <0.33。按此标准推算,我国有 $60\% \sim 70\%$ 的孕妇患各种原因引起的贫血。其中由于体内缺铁,影响血红蛋白合成所引起的缺铁性贫血(IDA)最常见,约占所有贫血类型的 24.6%。加之妊娠期间由于胎儿生长发育需要铁,胎儿要从母体摄取约 $80mg/kg$ 的铁,孕妇血容量增加致使红细胞数量增多需要更多铁,而孕妇对铁的摄入量又不能大幅度增加,故临床上孕妇以缺铁性贫血最常见。另外,有 $5\% \sim 10\%$ 的孕妇,虽供给足量的铁剂,但其血红蛋白仍 $<100g/L$,血细胞比容仍 <0.33。贫困与营养不良地区的孕妇患缺铁性贫血者更多,一般以孕晚期多见。

3 妊娠期缺铁性贫血有哪些临床表现?

缺铁性贫血的主要表现决定于贫血的程度、发病的缓急及机体各器官的代偿能力。贫血时,体内缺铁变化是一个渐进的发展过程,在缺铁的初期无任何贫血的临床表现,称为隐性缺铁期。缺铁性贫血的临床特点如下。

(1)最常见的是头晕、眼花、乏力、耳鸣、倦怠及记忆力减退。

(2)可出现恶心、呕吐、食欲缺乏、腹胀、腹泻,活动后心悸、气短,严重者可出现心绞痛、心力衰竭和晕厥。

(3)如同时伴有胱氨酸缺乏,则出现指(趾)甲扁平、无光泽、脆弱易裂及反甲等。

(4)如伴有 B 族维生素缺乏时,可引起口角皲裂、唇炎、口腔炎、舌炎、舌乳头萎缩等。

(5)如伴有食管上端痉挛,可引起吞咽困难。

(6)部分缺铁性贫血患者可有异食癖,喜食炉灰渣、泥土、粉笔、生米或小砖头块等(因其含有氧化铁)。给予铁剂后症状可迅速改善或消失。

4 如何诊断妊娠期缺铁性贫血？

（1）既往有月经过多等慢性失血性疾病史；或长期偏食、孕早期呕吐、胃肠功能紊乱导致的营养不良等病史。

（2）当孕妇出现贫血的临床表现时，通过下列有关检查可以诊断缺铁性贫血。

1）血常规：外周血涂片为小细胞低色素贫血。血红蛋白 <100g/L，红细胞 $<3.5 \times 10^{12}$/L，血细胞比容 <0.33，红细胞平均体积 <80fl，红细胞平均血红蛋白浓度 <0.32。

外周血涂片中红细胞大小不一，红细胞分布宽度增加，细胞中心淡染区扩大。网织红细胞计数正常或轻微增多。白细胞计数和血小板计数多在正常范围。

2）血清铁浓度：能灵敏反映缺铁状况，正常成年妇女血清铁为 $7 \sim 27\,\mu mol$/L。若孕妇血清铁 $<6.5\,\mu mol$/L，可以诊断为缺铁性贫血。

3）铁代谢检查：血清铁蛋白是评估铁缺乏最有效和最容易获得的指标。利用生化相关检测，如血清铁蛋白、转铁蛋白饱和度和游离红细胞原卟啉水平的异常值以及低血红蛋白或红细胞比容水平来鉴别缺铁性贫血。根据储存铁水平，IDA 可分为 3 期：①铁减少期：体内储存铁下降，血清铁蛋白 <20μg/L，转铁蛋白饱和度及血红蛋白正常；②缺铁性红细胞生成期：红细胞摄入铁降低，血清铁蛋白 <20μg/L，转铁蛋白饱和度 <15%，血红蛋白正常；③IDA 期：红细胞内血红蛋白明显减少，血清铁蛋白 <20μg/L，转铁蛋白饱和度 <15%，血红蛋白 <100g/L。表 3-1 为妊娠期铁代谢指标正常参考值，表 3-2 为贫血鉴别诊断的相关生化指标。

表 3-1　妊娠期铁代谢指标正常参考值

项目	正常值
血清铁	7 ～ 27μmol/L
血清总铁结合力	45 ～ 75μmol/L
转铁蛋白饱和度	16% ～ 60%
血清铁蛋白	> 30μg/L
游离红细胞原卟啉	< 3μg/L

表 3-2　贫血鉴别诊断的相关生化指标

项目	缺铁性贫血	地中海贫血	慢性病贫血
血清铁	降低	正常	降低
总铁结合力	增加	正常	降低
铁蛋白水平	降低	正常	增加
铁／总铁结合力	< 18%	正常	> 18%

4）骨髓象：红细胞系统增生活跃，以中期、晚期幼红细胞增生为主。各期幼红细胞体积较小，胞质少，颜色较正常深，边缘不规则，核小而致密。细胞核畸形常见。骨髓铁染色细胞内外铁均减少，尤其以细胞外铁减少更明显，这是诊断缺铁性贫血的可靠指标。

5　双胎妊娠期是否按照孕周诊断缺铁性贫血？

双胎妊娠期贫血的诊断按照孕周划分如下：孕早期：血红蛋白 <110g/L；孕中期：血红蛋白 <105g/L；孕晚期：血红蛋白 <110g/L；若同时血清铁蛋白浓度 <30μg/L，则

诊断为双胎妊娠期缺铁性贫血；不符合双胎妊娠期贫血的诊断标准，但出现血清铁蛋白浓度 <30μg/L，诊断为双胎妊娠期铁缺乏。

6 妊娠期出现缺铁性贫血怎么办？

孕期缺铁性贫血的治疗原则是补充铁剂和纠正导致缺铁性贫血的病因治疗。一般性治疗包括增加营养和食用含铁丰富的食物，对胃肠道功能紊乱和消化不良者给予对症处理等。

（1）补充铁剂：血红蛋白在 60g/L 以上者，可以优先考虑口服给药，如琥珀酸亚铁 0.1g，每日 3 次，同时服维生素 C 促进铁的吸收。其他铁剂有多糖铁复合物，不含游离铁离子，不良反应较少，每次 150mg，每日 1～2 次口服。对妊娠后期重度缺铁性贫血或因严重胃肠道反应不能口服铁剂者，可静脉给予铁剂。为预防复发，必须补足储备铁，血常规血红蛋白恢复正常至少继续服用铁剂治疗 3～6 个月。口服铁剂后有效者，3～4 天网织红细胞开始上升，2 周左右血红蛋白开始上升，如果无网织红细胞反应，血红蛋白不升高，应考虑是否有下列因素：药量不足、吸收不良、继续有铁的丢失且多于补充量、药物含铁量不足或诊断不正确等。表3-3为可供选择的铁剂。

表 3-3　铁补充剂

常用口服铁剂	用法用量
琥珀酸亚铁	200mg，2次/天
蛋白琥珀酸铁口服溶液	15ml/支，2次/天
多糖铁复合物胶囊	150mg，1次/天

（2）输血：多数缺铁性贫血孕妇经补充铁剂后血常规很快得到改善，不需要输血。血红蛋白 <70g/L 者建议输血；血红蛋白在 70～100g/L 时，根据患者手术与否和心脏功能等因素，决定是否需要输血。接近预产期或短期内需行剖宫产术者，应少量、多次输红细胞悬液或全血，避免加重心脏负担诱发急性左心衰竭。

（3）预防产时并发症

1）临床后备血，酌情给予维生素 K_1、维生素 C 等。

2）严密监护产程，防止产程过长，阴道助产以缩短第二产程。

3）当胎儿前肩娩出后，给予宫缩剂，以防产后出血。

4）产程中严格无菌操作，产后给予广谱抗生素预防感染。

7 治疗双胎妊娠期缺铁性贫血，口服铁剂剂量是否需要较单胎妊娠加倍？

不推荐加倍。

治疗双胎妊娠期铁缺乏及缺铁性贫血，口服铁剂剂量可较单胎妊娠适当增加，但不需加倍。

8 双胎妊娠期缺铁性贫血何种情况应输血？

输注浓缩红细胞是治疗重度贫血的重要方法，血红蛋白 $<70g/L$ 的双胎妊娠孕妇建议输血。

9 双胎妊娠孕妇在产前检查中如何针对缺铁性贫血进行筛查及监测?

建议双胎妊娠孕妇首次产检（妊娠 6 ～ 13^{+6} 周）、妊娠 20 ～ 24 周、25 ～ 28 周、29 ～ 32 周动态检测血常规，同时检测血清铁蛋白；根据孕妇饮食情况、自身症状及需求可适当增加检测次数。

10 如何预防妊娠期缺铁性贫血?

妊娠期女性铁元素需求量显著增加，这些铁元素除了用于孕妇本身的代谢以外，还要满足胎儿生长过程中对铁元素的需要，孕妈妈可以从以下几个方面来补铁。

（1）食补

对于缺铁性贫血，在合理膳食的同时，选择含铁较丰富的食物，如动物红肉、动物肝脏、动物血和鱼等，这些食物不仅含铁量高且容易吸收，而且在吸收过程中不受膳食中其他食物的影响。

孕早期铁的需要量为 20mg/d，建议一日三餐中有 50～100g 瘦肉，每周吃 25～50g 动物血或内脏，同时搭配新鲜蔬菜和水果，可以促进铁的吸收利用。

孕中期和孕晚期铁的需要量分别为 24mg/d 和 29mg/d，建议孕中晚期孕妇在原来的基础上增加红肉量 20～50g/d，每周增加 20～50g 动物血或肝脏。

注意事项：

钙会抑制铁的吸收，因此在吃富含铁的食品或服用铁剂时，不要同时服用钙补充剂或含钙的抗酸剂。

（2）药补

孕期缺铁性贫血的治疗首选含铁制剂。口服铁剂品种众多，具体药物及用法请遵医嘱。

应在餐后服用铁剂，可以降低胃肠的不适感，并注意避免用牛奶、茶水服药。部分准妈妈服药后会出现恶心、腹胀、便秘、便色发黑等问题，出现这些情况不要紧张，应多吃富含纤维的食物，多喝水，来缓解这些不适症状。

注意事项：

1）铁剂治疗无效者，应进一步检查是否存在吸收障碍、依从性差、失血及叶酸缺乏等情况。

2）溃疡病、溃疡性结肠炎及肠炎患者慎用，对铁剂过敏者忌用。

3）患者服药期间排出黑色粪便，属正常现象，不必担心。

11 常见的补铁误区有哪些？

（1）植物性食物：芝麻酱、紫菜、黑豆、龙眼干、黄花菜以及糖蜜（由黑糖提炼而成）等中的铁很难被人体吸收。

（2）蛋黄中的卵黄高磷蛋白，抑制铁吸收。

（3）铁锅中的铁人体吸收率极差，氧化铁（即铁锈）会对肝脏产生危害。

（4）大枣含糖 70% ～ 80%，含铁 2 ～ 3mg/100g；红糖中含蔗糖 95%，铁含量是 2mg/100g（吃大枣和红糖吃进去的大多是糖）。

综上所述，各位孕妈妈一定要科学预防缺铁性贫血，合理膳食。发生缺铁性贫血后及时治疗，为胎儿进行储备，为分娩进行储备，有备无患，以顺利度过孕期和分娩期。

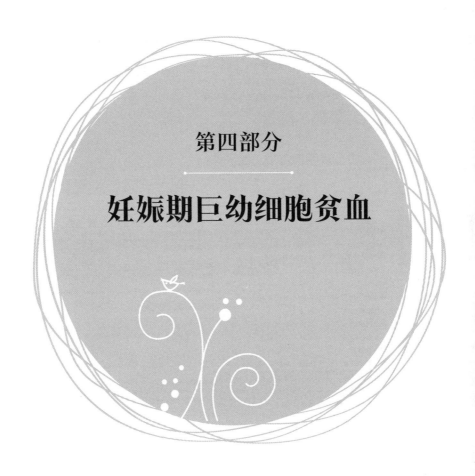

第四部分

妊娠期巨幼细胞贫血

赵××，31岁，来院就诊，一进门就发现她面色苍白，但没有其他不适的症状。询问病史时，这位孕妈妈说2天前她在当地医院化验血红蛋白才60g/L、血小板 51×10^9/L。

立即复查血常规（图4-1）。

检验目的：血常规（五分类）J

No	项目	结果	参考区间	单位	No	项目	结果	参考区间	单位
1	★白细胞计数	4.00	3.50~9.50	*10^9/L	19	红细胞分布宽度CV19.0		↑11.5-16.5	%
2	中性粒细胞百分率	60.20	40.00~75.00	%	20	★血小板计数	38	↓125-350	*10^9/l
3	淋巴细胞百分率	30.60	20.00~50.00	%	21	平均血小板体积	8.70	7.40~11.00	fl
4	单核细胞百分率	8.70	3.00~10.00	%	22	血小板压积	0.03	↓0.09~0.30	%
5	嗜酸性粒细胞百分率	0.30 ↓	0.40~8.00	%	23	血小板分布宽度	18.70	↑11.60~16.50	fl
6	嗜碱性粒细胞百分率	0.20	0.00~1.00	%	24	大的不成熟细胞%	0.00	0.00~2.00	%
7	中性粒细胞绝对值	2.40	1.80~6.30	*10^9/L					
8	淋巴细胞绝对值	1.20	1.10~3.20	*10^9/L					
9	单核细胞绝对值	0.30	0.10~0.60	*10^9/L					
10	嗜酸性粒细胞绝对值	0.00 ↓	0.02~0.52	*10^9/L					
11	嗜碱性粒细胞绝对值	0.00	0.00~0.06	*10^9/L					
12	★红细胞计数	2.07 ↓	3.80~5.10	*10^12/L					
13	★血红蛋白量	78 ↓	115-150	g/L					
14	★红细胞比积	22.9 ↓	35.0-45.0	%					
15	平均红细胞体积	110.3 ↑	82.0-100.0	fl					
16	平均红细胞血红蛋白含量	37.9 ↑	27.0-34.0	pg					
17	平均红细胞血红蛋白浓度	343	316-354	g/L					
18	红细胞分布宽度SD	72.2 ↑	37.0-54.0	fl					

图4-1 巨幼细胞贫血血常规

外周血涂片是这样的（图4-2）。

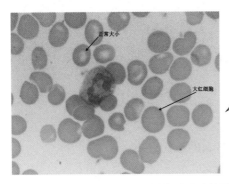

图 4-2　巨幼细胞贫血外周血涂片

医生说她患中度贫血了，进一步检测血清叶酸和维生素 B_{12}，结果显示是维生素 B_{12} 减低（图 4-3）。

检验目的：叶酸测定化学发光法+血清维生素测定

No	项目	缩写	结果	提示	单位	参考区间
1	叶酸	Folic acid	11.16		ng/ml	>3.38
2	维生素B_{12}	VitB12	57.00	↓	pg/ml	211.00-911.00

图 4-3　叶酸和维生素 B_{12} 检查

那到底是什么原因呢？

该患者血红蛋白中度降低，血小板计数减少，结合病史及各项检查结果诊断为巨幼细胞贫血，已经接近中重度贫血了（有的患者呈现全血细胞减少），要立即重视起来，查明基础疾病，以去除病因为主。

随着孕期知识的普及以及人们对胎儿神经管缺陷认识的增加，由叶酸缺乏导致的妊娠期巨幼细胞贫血（MA）已十分罕见，维生素 B_{12} 缺乏导致的妊娠期巨幼细胞贫血主要见于患有消化道疾病和素食主义者，改变饮食习惯是预防妊娠期巨幼细胞贫血的最佳方法。

1 什么是妊娠期巨幼细胞贫血？

妊娠期巨幼细胞贫血是由于叶酸或维生素 B_{12} 缺乏导致 DNA 合成受损所引起的贫血及骨髓造血异常，叶酸的缺乏在世界各地发生率大有不同，而维生素 B_{12} 缺乏在我国较少见。

2 导致妊娠期巨幼细胞贫血的原因有哪些？

（1）叶酸缺乏导致巨幼细胞贫血

1）妊娠期叶酸的需求增加：由于妊娠的生理改变、各个器官的增生、孕妇血容量的增加、形成新的红细胞及胎儿胎盘增长的需要，妊娠期对叶酸的需求量比非孕期（200mg/d）至少增加 3 倍，尤其伴有多胎妊娠的情况，叶酸需求量更多。

2）叶酸摄入不足：至少 1/3 的孕妇食物中叶酸不足，加上烹调时间过长，叶酸受到破坏，就更进一步加重了叶酸不足的问题。在进食绿叶蔬菜、新鲜蔬菜少或食入过多高动物蛋白的孕妇中，更易出现叶酸摄入不足的情况。

3）其他：有慢性溶血的情况、服用抗抽搐药物、胃肠道疾患时，均易引起叶酸的摄入不足。

（2）维生素 B_{12} 缺乏引起的巨幼细胞贫血

1）恶性贫血，人体不能吸收维生素 B_{12}。

2）部分或全胃切除术后。

3）克罗恩病、回肠切除、小肠细菌过度增生。

4）热带口炎性腹泻。

随着妊娠的进展，血清维生素 B_{12} 水平进行性下降，与维生素 B_{12} 携带蛋白浓度下降有关。在多胎妊娠、吸烟的孕妇中，血清维生素 B_{12} 水平下降更为明显。吸烟可影响维生素 B_{12} 的吸收，易出生低体重儿。因此，在有上述情况时孕期应注意补充维生素 B_{12}。

3 关于"叶酸"和"维生素 B_{12}"你了解吗?

"叶酸"这个词应该不陌生,基本上只要有怀孕的念头,就绕不开这个词,在各种与怀孕相关的地方都能看到关于叶酸的有关内容。即使不一定知道这是什么、有什么用,但这到处都有的架势给很多孕妈妈有了一个深刻的印象——它挺重要,不然也不可能到处都能看到它啊!

叶酸是一种人体必不可少的维生素。确切地说,它叫维生素 B_9,是人体内细胞生长、分裂、繁殖过程中的必需物质,与维生素 B_{12} 共同促进红细胞的生成和成熟,同时也是怀孕过程中胚胎神经管发育的必需物质。所以,无论是备孕期女性还是孕妇,都要补充叶酸。叶酸广泛存在于动植物中,尤以酵母、动物肝脏及绿叶蔬菜中含量较多,人体必须从食物中获得叶酸。叶酸不耐热,食物烹调后可损失 50% 以上。成人每日摄入 $200\mu g$,妊娠及哺乳期女性每日摄入 $300\sim400\mu g$ 叶酸,即可满足生理需要。

维生素 B_{12} 能促进红细胞生成,维护神经髓鞘的代谢与功能。妊娠期维生素 B_{12} 供给不足,孕妇常伴有巨幼细胞贫血，新生儿也会患贫血。维生素 B_{12} 是一类含钴的水溶性 B 族维生素，广泛存在于动物性食品，如肝、肾、心脏及乳、蛋类食品中。豆类经发酵也含有维生素 B_{12}，牛肝、牛肾、猪心、虾、火腿、鸡肉、鸡蛋、牛奶、奶酪以及臭豆腐、豆豉、黄酱等，均含有较多的维生素 B_{12}。

4 巨幼细胞贫血的孕妇可出现哪些常见症状？

孕妇可出现恶心、呕吐、厌食等症状，从而使叶酸摄入更少，进一步加重叶酸的缺乏。严重贫血时可有苍白、乏力、虚弱、头晕、心悸、气短等症状。

5 巨幼细胞贫血的孕妇贫血症状常在什么时期发生？有哪些表现？

巨幼细胞贫血的孕妇贫血症状常在妊娠中期、晚期发病，多为中度或重度。临床症状随贫血程度加重而加重，表现为头晕、眼花、软弱无力、表情淡漠，活动后心悸、气短，严重时甚至可发生心力衰竭。

6 **巨幼细胞贫血的孕妇可出现哪些周围神经炎症状?**

可出现手足麻木、感觉障碍、乏力、行走困难等周围神经炎及亚急性或慢性脊髓后束、侧束联合病变等神经系统症状,主要是维生素 B_{12} 缺乏所导致的。

7 **巨幼细胞贫血时孕妇可出现哪些消化道症状?**

可出现恶心、呕吐、腹泻、腹胀、食欲缺乏等消化不良的症状,严重者可见味觉异常、急性舌炎、舌部有灼痛感,尤其在进食时舌尖和舌边缘疼痛明显。

8 **巨幼细胞贫血时孕妇会出现精神症状吗?**

有的孕妇可有精神症状,如忧郁、妄想等。

9 孕期严重巨幼细胞贫血时对孕妇和胎儿有哪些影响？

严重贫血时，贫血性心脏病、妊娠期高血压疾病、胎盘早剥、早产、产褥感染等的发病率明显升高。

叶酸缺乏可导致胎儿神经管缺陷等多种畸形。胎儿生长受限、死胎等发病率也明显升高。

10 巨幼细胞贫血的孕妇查体时可发现哪些体征？

（1）水肿，低热，皮肤黏膜苍白、干燥，表情淡漠，活动后有气急、心动过速，甚至可发生心力衰竭。常可触及肿大的脾。

（2）有急性舌炎的孕妇，整个舌面呈鲜红色，即所谓"牛肉样舌"，有时可有小的溃疡。病情迁延时可见舌乳头萎缩光滑，呈现所谓"镜面舌"。

11 如何根据化验检查确诊为妊娠期巨幼细胞贫血呢？

依据临床表现及必要的化验检查即可明确诊断。

（1）外周血涂片：红细胞形态为大红细胞。中性粒细胞的核有多分叶的形态变化，严重缺乏叶酸时可有白细胞及血小板减少。

（2）血清叶酸水平下降：<3μg/L 时，诊断为妊娠期叶酸缺乏。由于妊娠期血液稀释，因此血清叶酸异常出现较早，但不如红细胞叶酸检查的准确性高。

（3）维生素 B_{12} 水平下降：维生素 B_{12} 可能因仪器不同，其正常值会有所差别，一般正常值为 200 ～ 900pg/ml，具体以医院检测结果为准。

（4）红细胞叶酸：<100μg/L 为妊娠期叶酸缺乏的可靠指标，但红细胞叶酸异常出现较晚。

（5）亚氨甲基谷氨酸在叶酸缺乏时，排出增加。

12 得了妊娠期巨幼细胞贫血怎么办？

（1）补充含有叶酸的食物：如绿叶蔬菜、水果等。

（2）补充缺乏的造血原料：口服叶酸 5～10mg/d，治疗 4～7 天可见网织红细胞计数增加，白细胞及血小板的减少也可迅速纠正，中性粒细胞的变化也可在 2 周内消失。（因维生素 B_{12} 缺乏常与胃肠道吸收障碍有关，肌内注射维生素 B_{12}，每次 $500\mu g$，每周 2 次，无维生素 B_{12} 吸收障碍者可口服维生素 B_{12} 片剂 $500\mu g$，每日 1 次，直至血红蛋白恢复正常）。

（3）补充铁剂：同时有缺铁性贫血存在时。

13 巨幼细胞贫血的孕妇贫血症状明显时需要注意什么？

注意卧床休息，以免心脏负担过重而诱发心力衰竭。症状纠正后可逐步增加活动量，但应保证休息和睡眠充足。注意口腔和皮肤的清洁，勤洗澡更衣，预防损伤与感染。

14　如何预防妊娠期巨幼细胞贫血？

（1）1992 年美国疾病控制与预防中心（CDC）推荐育龄妇女应补充叶酸 0.4mg/d。在以下情况尤其要注重叶酸的补充：多胎妊娠、慢性溶血性贫血、克罗恩病、酗酒、某些炎症皮肤病，予以叶酸 10mg，3 次 /d；既往生育过开放性神经管畸形患儿的妇女孕前 3 个月起及孕早期（孕后的前 3 个月）需服叶酸 5mg/d。

（2）加强孕期指导：改变不良饮食习惯，多食用新鲜蔬菜、水果、瓜豆类、肉类、动物肝脏等。

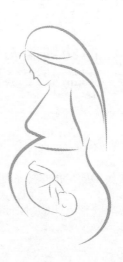

第五部分

妊娠与再生障碍性贫血

李××, 37岁, 孕35⁺⁴周, 皮肤出现瘀点一周入院, 查体皮肤黏膜色泽苍白, 大量瘀点, 结膜苍白, 无其他异常。

立即检查血常规（图5-1）。

检验目的: 血常规（五分类）J

No	项目	结果	参考区间	单位	No	项目	结果	参考区间	单位
1	★白细胞计数	2.30 ↓	3.50-9.50	*10^9/L	19	红细胞分布宽度CV	23.9	↑11.5-16.5	%
2	中性粒细胞百分率	68.40	40.00-75.00	%	20	★血小板计数	9	↓125-350	*10^9/L
3	淋巴细胞百分率	25.10	20.00-50.00	%	21	平均血小板体积	6.80	↓7.40-11.00	fl
4	单核细胞百分率	6.40	3.00-10.00	%	22	血小板压积	0.01	↓0.09-0.30	%
5	嗜酸性粒细胞百分率	0.00 ↓	0.40-8.00	%	23	血小板分布宽度	18.60	↑11.60-16.50	fl
6	嗜碱性粒细胞百分率	0.10	0.00-1.00	%	24	大的不成熟细胞%	0.00	0.00-2.00	%
7	中性粒细胞绝对值	1.60 ↓	1.80-6.30	*10^9/L					
8	淋巴细胞绝对值	0.60 ↓	1.10-3.20	*10^9/L					
9	单核细胞绝对值	0.10 ↓	0.10-0.60	*10^9/L					
10	嗜酸性粒细胞绝对值	0.00 ↓	0.02-0.52	*10^9/L					
11	嗜碱性粒细胞绝对值	0.00	0.00-0.06	*10^9/L					
12	★红细胞计数	1.69 ↓	3.80-5.10	*10^12/L					
13	血红蛋白量	57 ↓	115-150	g/L					
14	★红细胞比积	16.3 ↓	35.0-45.0	%					
15	平均红细胞体积	96.6	82.0-100.0	fl					
16	平均红细胞血红蛋白含量	33.8	27.0-34.0	pg					
17	平均红细胞血红蛋白浓度	350	316-354	g/L					
18	红细胞分布宽度SD	72.2 ↑	37.0-54.0	fl					

全血细胞（红细胞、白细胞、血小板）明显减少。

图5-1 再生障碍性贫血血常规

外周血涂片是这样的（图5-2）。

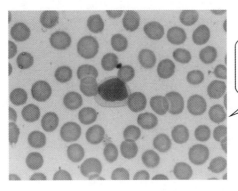

外周血白细胞明显减少，以淋巴细胞为主；血小板显著减少。

图5-2　再生障碍性贫血外周血涂片

医生说她已经重度贫血，立即检查网织红细胞计数，其绝对值减少（图5-3），直接联系血液内科会诊。

网织红细胞绝对值 9.8　　　　↓ 24-84　　　*10^9/L
网织红细胞百分比 0.43　　　　↓ 0.50-1.50　%

图5-3　网织红细胞检查

那到底是什么原因呢？

1 什么是再生障碍性贫血和妊娠合并再生障碍性贫血？

再生障碍性贫血（AA）是妊娠期罕见而又严重的合

并症，简称再障，包括原发性（病因不明）再障与继发性（病因明确）再障两种情况，是由多种原因引起骨髓造血干细胞增生与分化障碍，导致全血细胞（红细胞、白细胞、血小板）减少为主要表现的一组综合征。我国报道妊娠合并再生障碍性贫血占分娩总数的 0.029% ~ 0.08%。

妊娠合并再生障碍性贫血是孕期首次发现或加重的以贫血为主，同时伴有血小板减少、白细胞减少及骨髓增生低下的一组疾病。

2 导致妊娠合并再生障碍性贫血的原因是什么？

目前病因不明。继发性再生障碍性贫血的致病因素较多，已明确的病因有药物因素、化学因素、感染、放射线照射、白血病和免疫系统疾病等，也有少见的遗传性疾病，如先天性全血细胞减少症。有研究表明，妊娠合并再生障碍性贫血可能与妊娠期孕妇体内激素水平和新陈代谢水平提高以及人体骨髓组织不能耐受有关。

3　妊娠与再生障碍性贫血有关系吗？

妊娠与再生障碍性贫血的关系仍不明确，现在的观点有以下两种：一种是妊娠加重再生障碍性贫血。相关机制可能是妊娠期孕妇体内激素水平改变所致的骨髓造血功能降低、血细胞生成减少、异常红细胞生成增多，而终止妊娠后再生障碍性贫血病情减轻或者痊愈。另一种观点认为妊娠与再生障碍性贫血无关，只是妊娠期发生的一种偶然现象。

4　准妈妈急性再生障碍性贫血可出现哪些症状？

急性再生障碍性贫血发病多急骤，进展迅速，主要表现为贫血、皮肤及内脏出血、反复感染。半数以出血发病，出血范围广而严重。不仅有皮肤黏膜的出血，而且往往有内脏出血。其中颅内出血是再生障碍性贫血的主要死亡原因之一。再生障碍性贫血患者的发热和感染也较严重，咽峡炎或齿龈炎可为起病时的突出症状。

5 准妈妈慢性再生障碍性贫血可出现哪些症状?

慢性再生障碍性贫血起病一般较缓慢,病情进展也较慢,但病程一般较长。临床上慢性再生障碍性贫血患者一般多以贫血发病,表现为面色苍白、疲乏、心悸、头晕等症状。出血一般较轻,主要为皮肤黏膜等浅表部位出血,内脏出血较少见,感染亦轻微。

6 妊娠合并再生障碍性贫血对胎儿有影响吗?

血红蛋白＞60g/L者对胎儿影响不大。分娩后能存活的新生儿,一般血常规正常,极少发生再生障碍性贫血。血红蛋白≤60g/L者对胎儿不利,可致胎儿在宫内慢性缺氧而导致流产、早产、胎儿生长受限及低体重儿,甚至发生胎死宫内及死产。

7 再生障碍性贫血根据血常规和骨髓象如何分型？

（1）重型再生障碍性贫血：①骨髓细胞增生程度小于正常的25%，如小于正常的50%，则造血细胞应少于30%；②符合以下3项中至少2项：a.中性粒细胞 $<0.5 \times 10^9/L$；b.血小板 $<20 \times 10^9/L$；c.网织红细胞 $<20 \times 10^9/L$。

（2）极重型再生障碍性贫血：①符合重型再生障碍性贫血标准；②中性粒细胞 $<0.2 \times 10^9/L$。

（3）非重型再生障碍性贫血：①不符合重型再生障碍性贫血标准；②不符合极重型再生障碍性贫血标准。

8 如何诊断妊娠合并再生障碍性贫血？

妊娠合并再生障碍性贫血的诊断主要依据临床表现、实验室检查以及骨髓穿刺结果。妊娠前或妊娠后新近发现的全血细胞减少、抗贫血治疗无效、符合下列3项中的2

项即可诊断为妊娠合并再生障碍性贫血：①中性粒细胞计数 $<1.2 \times 10^9/L$，血小板计数 $<70 \times 10^9/L$；②网织红细胞计数 $<60 \times 10^9/L$；③骨髓细胞数量减少，增生低下，排除其他引起全血细胞减少的疾病。

9 妊娠合并再生障碍性贫血时在妊娠期如何处理？

轻度再生障碍性贫血的孕妇，需在血液科专家指导下妊娠。严重者，孕早期需在纠正孕妇情况并予以预防感染措施下，住院行治疗性流产。若妊娠至中期以上，由于引产所致的出血、感染的危险要比自然分娩大，终止妊娠也改变不了其预后，可在血液科及产科专家共同管理下妊娠。

孕期需要：①定期复查血常规。②可用雄激素或类固醇皮质激素治疗，但是雄激素有使女婴男性化及肝功能受损的可能，一般不用，尤其孕早期不用。长期口服激素要注意妊娠高血压的发生，密切监测血压、体重及蛋白尿情况。③血红蛋白过低者可输血。血小板低，有出血时，可输血小板，最好能达到血红蛋白 80g/L，血小板计数 20×10^9/L 以上，要注意预防和治疗感染。

10 妊娠合并再生障碍性贫血时在分娩期如何处理？

临产前需纠正贫血情况，予以输血或输血小板，并可用大剂量静脉注射丙种球蛋白加强对感染的抵抗力。临产后要充分备血并给予广谱抗生素。①阴道分娩：产程不宜过长，肛查及阴道检查次数尽可能减少，产后认真检查产道创面，仔细缝合伤口，积极预防产后出血及感染，予以宫缩剂（如产后持续催产素静脉点滴），密切观察出血情况等。②剖宫产：严格掌握剖宫产的指征，硬膜外麻醉有引起穿刺部位硬膜外血肿的危险，可考虑用局部麻醉或全身麻醉（血压很高不宜局部麻醉）。全身麻醉时，要数分钟内娩出胎儿，以防发生新生儿窒息。手术易发生出血，需严格注意止血及宫缩情况，可子宫壁肌内注射或静脉点滴催产素。

11 妊娠合并再生障碍性贫血时如何度过产褥期？

患有再生障碍性贫血的产妇产后易发生反复出血、感染，可危及生命。除抗感染、输血等积极治疗外，不易控制的产后出血，可考虑在 X 线下行双侧子宫动脉栓塞止血，能获得较好的效果。必要时考虑子宫切除手术。子宫切除手术可发生创伤出血，还会增加产妇本身的危险性。

12 妊娠合并再生障碍性贫血的风险是怎样的？

妊娠不是再生障碍性贫血的病因，不诱发或促进再生障碍性贫血的发生，妊娠时合并再生障碍性贫血往往是偶然发生的，或者有的患者妊娠前就已发病，妊娠以后病情加重才被认识而诊断。因此，不是所有再生障碍性贫血患者都必须终止妊娠。但是，大量临床资料表明：再生障碍性贫血对妊娠可造成种种不利影响；妊娠合并再生障碍性贫血时，妊娠期高血压疾病发生率高且发病早、病情重，容易发生心力衰竭和胎盘早剥，容易导致流产、早产、胎死宫内、胎儿生长受限等。产后出血和感染发生率高，是妊娠合并再生障碍性贫血孕产妇死亡的主要原因。

13 妊娠合并再生障碍性贫血可出现哪些并发症？

（1）孕妇血液相对稀释，使贫血加重，易发生贫血性心脏病，甚至发生心力衰竭。

（2）由于血小板数量减少和质的异常，以及血管壁脆性及通透性增加，可引起鼻、胃肠道黏膜等出血。

（3）由于周围血中性粒细胞、单核细胞及丙种球蛋白减少，淋巴组织萎缩，使患者防御功能降低，易合并感染。

（4）再生障碍性贫血孕妇易发生妊娠期高血压疾病，使病情进一步加重。分娩后宫腔内胎盘剥离创面易发生感染，甚至引起败血症。

14　如何预防妊娠合并再生障碍性贫血？

（1）肿瘤化疗药物，如氮芥和环磷酰胺等可引起再生障碍性贫血，因此要避免滥用药物。

（2）苯及其衍生物等污染，常可能抑制造血功能，成为引起再生障碍性贫血的隐患，所以要加强劳动和生活环境保护，避免暴露于各类射线中，不过量接触有毒化学物质。

（3）病毒性肝炎患者和 HIV 感染者均有可能发生再生障碍性贫血，因此积极预防这些病毒的感染至关重要。加强病毒传播方式等知识的宣传教育。一旦发现可疑现象应及时到医院检查、隔离和治疗，并注意定期观察血常规变化，以做到对再生障碍性贫血的早期发现和早期治疗。

15 妊娠合并再生障碍性贫血的患者预后如何?

急性再生障碍性贫血预后差,多于发病半年内死亡,主要死于颅内出血与感染。30% ~ 50% 慢性再生障碍性贫血患者经过恰当治疗,病情得到缓解或临床痊愈。分娩后,近1/3 再生障碍性贫血患者病情可以缓解,未缓解者的预后与非妊娠期相同。

第六部分

妊娠与地中海贫血

杜××，27岁，孕20^{+2}周，例行产检，行血液学检查。

检查血常规（图6-1）。

检验目的：血常规(五分类)

No	项目	结果	参考区间	单位	No	项目	结果	参考区间	单位
1	白细胞计数	10.90 ↑	3.50-9.50	*10^9/L	19	红细胞分布宽度CV	14.8	11.5-16.5	%
2	中性粒细胞百分率	66.93	40.00-75.00	%	20	血小板计数	282	125-350	*10^9/L
3	淋巴细胞百分率	24.32	20.00-50.00	%	21	平均血小板体积	7.50	7.40-11.00	fl
4	单核细胞百分率	7.17	3.00-10.00	%	22	血小板压积	0.21	0.09-0.30	%
5	嗜酸性粒细胞百分率	0.56	0.40-8.00	%	23	血小板分布宽度	16.10	11.60-16.50	fl
6	嗜碱性粒细胞百分率	1.02 ↑	0.00-1.00	%	24	大的不成熟细胞%	1.01	0.00-2.00	%
7	中性粒细胞绝对值	7.29 ↑	1.80-6.30	*10^9/L					
8	淋巴细胞绝对值	2.65	1.10-3.20	*10^9/L					
9	单核细胞绝对值	0.78 ↑	0.10-0.60	*10^9/L					
10	嗜酸性粒细胞绝对值	0.06	0.02-0.52	*10^9/L					
11	嗜碱性粒细胞绝对值	0.11 ↑	0.00-0.06	*10^9/L					
12	红细胞计数	7.00 ↑	4.30-5.80	*10^12/L					
13	血红蛋白量	140	130-175	g/L					
14	红细胞比积	46.3	40.0-50.0	%					
15	平均红细胞体积	66.2 ↓	82.0-100.0	fl					
16	平均红细胞血红蛋白含量	20.0 ↓	27.0-34.0	pg					
17	平均红细胞血红蛋白浓度	302 ↓	316-354	g/L					
18	红细胞分布宽度SD	34.1 ↓	37.0-54.0	fl					

根据经验公式，Mentzer指数计算为9.46，提示地中海贫血可能性大。

图6-1 地中海贫血血常规

外周血涂片是这样的（图6-2）。

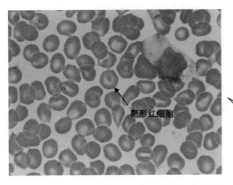

靶形红细胞

外周血红细胞大小不一，靶形红细胞易见。

图6-2　地中海贫血外周血涂片

我们可以根据经验公式做初步筛查：

Mentzer 指数 = 平均红细胞体积 / 红细胞计数，若 Mentzer 指数 > 12.5 提示缺铁性贫血可能性大，若 Mentzer 指数 < 12.5 提示地中海贫血可能性大。

本病例 Mentzer 指数计算后为 9.46，结合外周血涂片，提示地中海贫血可能性大，建议患者前往遗传科咨询，进一步行相关检查。

1 什么是地中海贫血？

地中海贫血（thalassemia）又称为珠蛋白生成障碍性贫血，是近年来妊娠合并血液疾病中的一种患病率逐步升高的类型，其发病是由于编码珠蛋白（globin）的基因突变或缺失，引起珠蛋白生成障碍，进而影响血红蛋白的生成与比例，从而失去正常平衡的一种单基因组遗传的溶血性疾病。

地中海贫血在人类单基因病中较为常见，有研究显示，全球地中海贫血发病率较高，为 2.5% ～ 25.0%，有缺陷的珠蛋白基因携带率为 1.7%。在国外，该病在地中海、亚洲、非洲和南太平洋地区常见，在国内多见于西南、华南地区。但随着经济的发展与交通的便利，各地区流动人口融入所在地的程度也在不断加深。研究发现，地中海贫血的发病率在中国北方地区逐步升高。

② 导致地中海贫血的原因是什么？

　　地中海贫血是由于珠蛋白基因缺失或突变引起的一种或几种珠蛋白肽链合成障碍，造成 α 和 β 珠蛋白链合成速度失去平衡而引发的贫血。也有人认为，与合成血红蛋白中珠蛋白链减少使其结构发生异常、红细胞变形性显著降低、寿命缩短易被破坏有关。β 地中海贫血主要是点突变导致的 β 珠蛋白基因功能下降（β⁻）和丧失（β°），β 珠蛋白链合成受到抑制，导致贫血，引发患儿出生缺陷，受累重症患儿多于未成年前夭折。

　　地中海贫血基因型和表现多样，α 地中海贫血基因突变类型有 5 种（α、β、δ、δβ 和 γδβ），β 地中海贫血至少有 18 种，α、β 最为普遍。根据其基因型和病情轻重分成重型、中间型和轻型 3 种。当缺失 4 个 α 基因则完全无法合成 α 珠蛋白，是 α 地中海贫血中最为严重的类型，称为重型地中海贫血，大多在孕晚期时于宫内夭折，也有出生后数小时内死亡的。纯合子重型地中海贫血患者需要长期输血。β 地中海贫血杂合子静止型地中海贫血常无明显症状，同样是杂合子的轻型和中间型可有轻度贫血、感染，在妊娠时病情会加重。

珠蛋白生成障碍性贫血：

（1）α 珠蛋白生成障碍性贫血：这是 α 链珠蛋白合成受损的结果。纯合子 α 珠蛋白生成障碍时，胎儿不能合成 HbF，可引起严重贫血、水肿而致死胎。50% 的孕妇发生严重的妊娠期高血压疾病，不宜妊娠。三个 α 链基因缺乏为 HbH 病，妊娠贫血加重，新生儿的红细胞含有 Hb Bart's、HbH 及 HbA，出生后发生溶血性贫血。若出生时 Hb Bart's 仅占 20%～40%，生后可为 HbH 代替，至成人期 5%～30% 为 HbH，两个 α 链基因缺乏时，血红蛋白可正常或稍低，为小细胞低色素性贫血，妊娠后与常人相近。

（2）β 珠蛋白生成障碍性贫血：这是 β 链珠蛋白产物受损所致。纯合子 β 珠蛋白生成障碍性贫血的患者，年轻时死亡率高。多数青春期时已丧失生育能力，很少妊娠成功。病情严重程度取决于 α 链是否可代偿。杂合子 β 珠蛋白生成障碍性贫血，伴或不伴有 HbF，一般贫血较轻，可考虑妊娠。外周血涂片类似缺铁性贫血的特点。血红蛋白电泳 HbA_2 增加 >35%，血清铁蛋白正常。轻度患者合并妊娠时，早产、低体重儿的发生率与正常妊娠相近。

3 α 地中海贫血有何临床表现?

（1）静止型：多无任何临床症状。血常规提示血红蛋白正常，或 MCV<82fl，平均红细胞血红蛋白含量（MCH）<27pg，基因诊断须依据 DNA 分析。

（2）标准型：一般无症状，血常规提示 MCV<82fl 和（或）MCH<27pg，血红蛋白正常或轻度下降，贫血的形态学分类为小细胞低色素性贫血，少数红细胞内可见亨氏小体，基因诊断须依据 DNA 分析。

（3）HbH 病：婴儿出生时贫血较轻或无贫血，此后逐渐加重，通常为轻度至中度贫血，可伴有肝脾肿大，偶有黄疸；当合并妊娠、感染、服用氧化性药物时贫血加重。HbH 病通常不影响日常生活，发育正常，但个体差异很大，血常规提示 MCV<82fl、MCH<27pg，血红蛋白轻度至中度降低，有时血红蛋白正常，贫血的形态学分类呈小细胞低色素性贫血，红细胞大小不均、伴有异常形态，多

数红细胞内可见亨氏小体，基因诊断须依据 DNA 分析。

（4）重型：亦称 Hb Bart's 胎儿水肿综合征，胎儿多于妊娠中、晚期或产后数小时内死亡，胎儿发育差，皮肤苍白，轻度黄疸，全身水肿，肝脾肿大，腹腔、胸腔等体腔有积液，常伴有多器官畸形，胎盘水肿且巨大。

4 β 地中海贫血有何临床表现？

（1）轻型：临床无明显症状，多在体检时发现。

（2）中间型：临床表现比重型地中海贫血轻。患者的贫血、黄疸程度因人而异，脾脏轻度至中度变大，偶有轻度的骨骼生长改变，生长发育迟缓，性发育较同龄人迟，但性功能仍可发育至正常水平。

（3）重型：出生时正常，一段时间后发生重度贫血、黄疸、肝脾增大。发育迟缓、矮小、肌张力异常。因骨质疏松、骨骼形态畸形及骨髓长期代偿性增生，易发生骨折。头骨发育异常，眼距较常人宽。

5　准妈妈如何诊断是否患有地中海贫血?

临床上患有地中海贫血的孕产妇极少发生明显的症状与表征，通常是在例行血液检查或出现轻微贫血而在仔细检查时才发现不正常，此类患者的血红蛋白通常接近正常值，而 MCV 偏低为 $50 \sim 70 \mu\,m^3$，且小红细胞增多。目前临床分类主要有 α 及 β 两型，其中以 β 型在我国较为常见。怀孕的妇女在妊娠初期可由绒毛取样，或是在妊娠中期经由羊膜腔穿刺取得胎儿细胞做检查，以诊断胎儿有无地中海贫血。

以下检查对本病的诊断可提供帮助：

（1）红细胞计数、MCV 以及渗透性脆性试验：目前全球公认的地中海贫血患者最简单有效的初筛方法是 MCV、MCH 检测以及渗透脆性试验。其中，MCV 是首选筛查指标。我们通常可以根据经验公式来初步判断。

地中海贫血患者红细胞渗透脆性一般下降，因此，对患有贫血或黄疸的儿童亦可采用该检测方法，该筛查敏感、简便、迅速。

（2）血红蛋白分析：地中海贫血筛查的重要方法。美国妇产科医师学会（ACOG）指南推荐，对于血常规提示 MCV、MCH 下降的高危孕妇，应进一步行血红蛋白电泳检查。由于《中国缺铁性贫血疾病负担和诊疗现状研究报告》显示，我国约有 40% 的孕妇为缺铁性贫血。而地中海贫血患者常表现为脾功能亢进、全血细胞数降低以及小细胞低色素性贫血症状，与缺铁性贫血类似。因此，应在排除缺铁性贫血的可能后，了解夫妻双方的血红蛋白类型。一般来说，$HbA_2 < 2.5\%$，α 地中海贫血可疑；而 $HbA_2 > 3.5\%$，或伴 HbF 增高，排除肿瘤及其他血液系统疾病，可诊断为 β 地中海贫血。值得注意的是，当 α 地中海贫血合并 β 地中海贫血时，HbA_2 出现升高现象。

（3）地中海贫血基因检测：夫妻双方均出现血红蛋白异常时，则应对夫妻双方进行地中海贫血的基因检测。研究报道，完善有效的产前筛查流程可使患儿的检出率和阴性预测值达 100%。

6 妊娠合并地中海贫血如何治疗？

　　妊娠合并地中海贫血患者在妊娠期管理的重点在于预防血栓形成、密切监测心功能、定期检测血流动力学变化，从而降低心力衰竭的发生风险。妊娠期定期检测血常规，当血红蛋白<60g/L时，需进行少量多次输血治疗。母亲慢性贫血导致胎儿宫内缺氧、胎盘血栓形成及营养元素消耗可能出现胎儿生长受限，故合并地中海贫血的孕妇在孕24周后，应每月进行胎儿生物学测量，观察胎儿生长情况。还有研究发现，合并地中海贫血孕妇的胎儿发生神经管缺陷的概率较高，建议地中海贫血的孕妇在孕早期摄入高于通常剂量的叶酸（5mg/d），预防新生儿神经管畸形。

　　考虑到地中海贫血患者在妊娠期会发生特有并发症，对此类孕妇的妊娠期管理需要多学科团队参与，以期获得更好的妊娠结局。2014年，英国皇家妇产科学会指南提出，根据地中海贫血患者的产检情况，选择恰当的终止妊娠时机。没有合并症的轻型地中海贫血孕妇可期待治疗至自然临产，当孕周≥41周时考虑催产或引产；有合并症的轻型地中海贫血孕妇依据合并症的危险程度来判断分娩时机。而中间型和重型地中海贫血患者因经常伴有中度至重度的贫血，应结合贫血程度以及其他产科高危因素综合决定终止妊娠的时机。

产程开始后，应尽早配血，必要时给予输血治疗。由于地中海贫血患者肝脾增大，产程中应避免增加腹压导致肝脾破裂。尽量缩短第三产程，预防性使用催产素，以避免产后出血的发生。在妊娠和地中海贫血的双重影响下，产后形成静脉血栓的风险仍然很高，有研究建议在分娩后 6 周内继续使用低分子肝素预防血栓形成。

7　如何预防妊娠合并地中海贫血？

目前，世界范围内预防地中海贫血的主要方法是在妊娠前通过对地中海贫血基因的表型检测、遗传咨询和产前诊断技术避免新生儿患有中间型、重型地中海贫血。既往使用过的地中海贫血基因筛查技术有跨越断裂点多聚酶链反应法（Gap-PCP）、反向点杂交法（PCP-RDB）等，由于其漏检率高、成本高、耗时长，难以满足当前社会对地中海贫血基因检测的需求而被逐渐取代。目前应用较为广泛的是使用二代测序（NGS）技术对高危地中海贫血夫妇的胚胎进行植入前遗传学诊断，根据诊断结果将已生长发育完善的整倍体胚胎挑选出来，并将其于冻融胚胎发育期移植。孕 18 ～ 24 周时通过羊膜腔穿刺并进行染色体核型检测、α 珠蛋白基因及 β 珠蛋白基因的产前诊断。2019 年，一对均为 β 地中海贫血的夫妻通过 NGS 技术行植入前诊断，移植一枚健康胚胎，最终在宫内妊娠 39 周时分娩了一健康新生儿。

此外，利用母体血浆游离 DNA 的无创产前检测（NIPT）可用于筛查常见的非整倍体染色体疾病，针对单基因疾病的 NIPT 研究也取得了极大的进展。地中海贫血作为一种单基因病，通过检查母体血浆中是否出现父系致病突变基因，来判断胎儿是否有较高的地中海贫血风险有相当的可行性。研究发现，NIPT 技术对母体基因型遗传的敏感度为 87.5%，对地中海贫血的产前诊断具有应用价值。

8 夫妇双方均为地中海贫血患者会影响生育吗?

如果一方为重症患者,另一方为携带者,应禁止生育。若夫妇双方均为杂合子,其后代有 1/2 机会为杂合子状态,有 1/4 机会患重症溶血,甚至死胎,应提倡节育。节育最好采用宫内节育器。由于雌激素可抑制红细胞的生成,故不宜采用雌激素类避孕药。

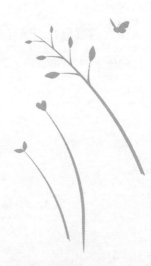

第七部分

妊娠期慢性病贫血

王××，31岁，孕7个月余，因流感咳嗽月余，胎儿心率快，两个多小时后入院，检查发现有肺部感染，未治疗。

立即检查血常规（图7-1）。

检验目的: 血常规（五分类）J

No	项目	结果	参考区间	单位	No	项目	结果	参考区间	单位
1	★白细胞计数	18.35↑	3.50-9.50	*10^9/L	19	红细胞分布宽度CV	12.3	11.5-16.5	%
2	中性粒细胞百分率	88.8C↑	40.00-75.00	%	20	★血小板计数	147	125-350	*10^9/L
3	淋巴细胞百分率	6.80↓	20.00-50.00	%	21	平均血小板体积	9.90	7.40-11.00	fl
4	单核细胞百分率	4.00	3.00-10.00	%	22	血小板压积	0.15	0.09-0.30	%
5	嗜酸性粒细胞百分率	0.00↓	0.40-8.00	%	23	血小板分布宽度	10.70	↓11.60-16.50	fl
6	嗜碱性粒细胞百分率	0.40	0-1.00	%	24	大血小板比率	23.4	13.0-43.0	%
7	中性粒细胞绝对值	16.3↑	1.80-6.30	*10^9/L					
8	淋巴细胞绝对值	1.25	1.10-3.20	*10^9/L					
9	单核细胞绝对值	0.73↑	0.10-0.60	*10^9/L					
10	嗜酸性粒细胞绝对值	0.00↓	0.02-0.52	*10^9/L					
11	嗜碱性粒细胞绝对值	0.07↑	0-0.06	*10^9/L					
12	★红细胞计数	3.19↓	3.80-5.10	*10^12/L					
13	★血红蛋白量	97	↓115-150	g/L					
14	★红细胞比积	29.9↓	35.0-45.0	%					
15	平均红细胞体积	93.7	82.0-100.0	fl					
16	平均红细胞血红蛋白含量	30.4	27.0-34.0	pg					
17	平均红细胞血红蛋白浓度	324	316-354	g/L					
18	红细胞分布宽度SD	42.2	37.0-54.0	fl					

> 白细胞升高；血红蛋白降低，达到贫血诊断标准。

图7-1　慢性病贫血血常规

血常规提示，白细胞升高，中性粒细胞增多，血红蛋白（＜100g/L）达到贫血标准，可能是感染所致，应积极对症治疗肺部感染，监测胎儿状况。

那么，除了感染以外还有哪些慢性病可导致妊娠期贫血呢？有什么临床表现？需要如何防治呢？

1 什么是慢性病贫血？

慢性病贫血（ACD）是一种与慢性感染、炎症或肿瘤等疾病相关，以贫血为主要表现的临床综合征。

2 妊娠并发慢性感染和炎症所致的贫血是怎样的？

轻度或暂时性感染和炎症很少引起贫血，但伴有明显全身反应的慢性炎症，常并发轻度至中度贫血。如妊娠合并肺结核、肺炎、支气管扩张、溃疡性结肠炎、系统性红斑狼疮、类风湿性关节炎等。炎症贫血的发病机制与铁代谢紊乱、骨髓造血功能受抑制及红细胞生成时间缩短有关。

3 妊娠并发胃肠疾病所致的贫血是怎样的？

胃肠疾病包括肿瘤、胃及十二指肠溃疡、萎缩性胃炎、慢性结肠炎、食管或胃底静脉曲张破裂、痔疮、钩虫病等，可引起胃肠道出血、铁吸收障碍和丢失、维生素 B_{12} 和叶酸缺乏，导致缺铁性贫血或巨幼细胞贫血。

4 妊娠并发肝病所致的贫血是怎样的？

贫血是肝病最常见的并发症之一。妊娠合并病毒性肝炎、肝硬化时，红细胞寿命缩短，患者有慢性溶血、出血（胃肠道黏膜、食管静脉曲张出血），导致骨髓代偿性造血增加，加之长期食欲不佳，胃肠道吸收不良，患者常有叶酸和铁缺乏，出现巨幼细胞贫血和缺铁性贫血。如伴有脾功能亢进，导致红细胞在脾内破坏过多，出现溶血性贫血。

5 妊娠并发肾性贫血是怎样的?

肾性贫血是指肾衰竭时伴有的贫血,如慢性肾炎、急慢性肾盂肾炎、糖尿病性肾病、肾结核、尿毒症等。肾性贫血主要是红细胞生成减少,其次是溶血、慢性失血,并与造血物质缺乏等有关。红细胞生成减少的主要原因是红细胞生成素(EPO)合成不足,90%的红细胞生成素由肾脏合成,当大量肾组织被破坏时,可引起红细胞生成素分泌减少,致使红细胞生成减少,导致中、重度贫血。

6 妊娠并发癌症所致的贫血是怎样的?

癌症所致的贫血是指造血组织以外的各种恶性肿瘤引起的贫血。以胃癌伴发贫血的发生率最高,为53%～71%,其次为肺癌、乳腺癌、甲状腺癌和肾癌。妊娠合并癌症所致的贫血与下列因素有关:①出血:癌症所致贫血最常见的原因;②感染:容易导致骨髓造血功能受抑制;③癌细胞广泛转移:可发生微血管病性溶血性贫血,导致红细胞破坏过度；④癌症早期有时可发生骨髓转移，引起骨髓病性贫血。

7 慢性病贫血引起的临床表现有哪些？

多为轻度、中度贫血；常伴有慢性感染、炎症或肿瘤。

8 慢性病贫血实验室检查可发现什么？

（1）正细胞正色素性贫血，或小细胞低色素性贫血，但 MCV 很少 ≤ 72fl。

（2）网织红细胞正常。

（3）患者血清铁及总铁结合力均低于正常，转铁蛋白饱和度正常或稍低于正常，血清铁蛋白增高，红细胞游离原卟啉增高。

（4）骨髓幼红细胞中铁颗粒减少，而巨噬细胞内的铁颗粒增多。

（5）促红细胞生成素水平相对不足。

9 实验室检查如何诊断慢性病贫血?

（1）流产、前置胎盘、胎盘前置血管破裂、胎盘早剥、葡萄胎表现为失血性贫血，海普综合征（HELLP综合征）表现为溶血性贫血、肝酶升高和血小板减少。

（2）慢性感染和炎症所致贫血：血红蛋白一般在70～110g/L，多为正细胞正色素性贫血，严重者呈小细胞低色素性贫血：MCV<80fl，MCH<26pg，MCHC<0.30。网织红细胞多正常。骨髓增生程度、粒/红比值及形态学大致正常，并无红细胞系统增生现象。血清铁减少，转铁蛋白饱和度降低。

（3）胃肠疾病所致贫血：有缺铁性贫血或巨幼细胞贫血实验室检查的相应特征。

（4）肝病所致贫血：多为正细胞正色素性贫血，网织红细胞常增多，多嗜性和点彩红细胞可轻度增多，血涂片可出现较多棘形红细胞、大红细胞，也可出现靶形和口形红细胞。部分患者伴血小板减少，骨髓常增生活跃，幼红细胞增多，如有叶酸缺乏，红细胞系统可有巨幼变。血小板黏附和聚集功能降低，凝血酶原时间、活化部分凝血活酶时间、凝血酶时间延长。

（5）肾性贫血：贫血程度与肾衰竭严重程度大致平行，当血尿素氮（BUN）在 17.9 ～ 89.3μmol/L 时，随着血尿素氮的升高，血红蛋白逐渐下降。多为正细胞正色素性贫血：MCV 为 80 ～ 94fl，MCH 为 26 ～ 32pg，MCHC 为 0.32 ～ 0.36。血涂片中可见锯齿形红细胞，数目与氮质血症大致平行。如有微血管病性溶血，可见盔形、尖角形裂片红细胞。骨髓检查：红细胞系统增生相对不足。血清铁蛋白（SF）升高。

（6）癌症所致贫血：血清铁降低，部分患者血清铁蛋白可增高。血涂片中出现幼红细胞及（或）幼粒细胞时，应考虑恶性肿瘤的可能。可在骨压痛处穿刺涂片，查找癌细胞。

⑩ 慢性病贫血如何鉴别诊断？

（1）与妊娠有关的贫血：流产、前置胎盘、胎盘早剥、胎盘前置血管破裂、葡萄胎，通过病史、妇科或产科检查、B超检查和血液学检查，可以明确诊断。

（2）与妊娠无关的贫血：慢性感染和炎症所致贫血、胃肠疾病所致贫血、肝病所致贫血、肾性贫血、癌症所致贫血，结合孕前病史、血液学检查，针对各种疾病进行相应的检查，多可确诊。

11 慢性病贫血如何治疗？

（1）纠正贫血：根据导致贫血的不同原因，选择不同的处理方案：①慢性感染和炎症所致贫血：治疗原发病，消除病因。如能控制感染，贫血可逐渐减轻或消失。铁剂、叶酸、维生素 B_{12} 对此类贫血均无效。②胃肠疾病所致贫血：补充铁剂、维生素 B_{12}、叶酸。③肝病所致贫血：有巨幼细胞贫血者可给予叶酸，缺铁或明显失血者可给予铁剂或输血。④肾性贫血：红细胞生成素 15 ～ 150U/kg，每周静脉注射 3 次，可从小剂量开始。红细胞生成素应用时间不宜过长，以血红蛋白升至 100g/L 为宜，血压升高是最需要注意的不良反应。可以输浓缩红细胞。⑤癌症所致贫血：贫血严重时输血可暂时有效，叶酸、维生素 B_{12} 缺乏者可给予补充。

（2）治疗原发疾病：纠正贫血的同时，要积极治疗原发疾病，减轻或消除导致贫血的原因。

12 如何预防妊娠期慢性病贫血？

妊娠期慢性病贫血的预防主要是积极治疗原发疾病，减轻或消除导致贫血发生的原因。

第八部分

妊娠期合并白血病

赵××，37岁，已生育二女一子，发现怀孕1个月余，伴发热入院，自愿流产。

立即检查血常规（图8-1）。

检验目的：血常规(五分类)

No	项目	结果	参考区间	单位	No	项目	结果	参考区间	单位
1	★白细胞计数	246.8↑	3.50-9.50	*10^9/L	19	红细胞分布宽度CV	17.9	↑11.5-16.5	%
2	中性粒细胞百分率	89.3C↑	40.00-75.00	%	20	★血小板计数	332	125-350	*10^9/L
3	淋巴细胞百分率	5.10↓	20.00-50.00	%	21	平均血小板体积	10.80	7.40-11.00	fl
4	单核细胞百分率	1.10↓	3.00-10.00	%	22	血小板压积	0.36		
5	嗜酸性粒细胞百分率	0.70	0.40-8.00	%	23	血小板分布宽度	12.10	↑0.09-0.30	%
6	嗜碱性粒细胞百分率	3.80↑	0-1.00	%	24	大血小板比率	29.5	11.60-16.50	fl
7	中性粒细胞绝对值	220.6↑	1.80-6.30	*10^9/L				13.0-43.0	%
8	淋巴细胞绝对值	12.48↑	1.10-3.20	*10^9/L					
9	单核细胞绝对值	2.65↑	0.10-0.60	*10^9/L					
10	嗜酸性粒细胞绝对值	1.69↑	0.02-0.52	*10^9/L					
11	嗜碱性粒细胞绝对值	9.35↑	0-0.06	*10^9/L					
12	★红细胞计数	2.71↓	3.80-5.10	*10^12/L					
13	血红蛋白量	82↓	115-150	g/L					
14	★红细胞比积	25.0↓	35.0-45.0	%					
15	平均红细胞体积	92.3	82.0-100.0	fl					
16	平均红细胞血红蛋白含量	30.3	27.0-34.0	pg					
17	平均红细胞血红蛋白浓度	328	316-354	g/L					
18	红细胞分布宽度SD	59.3↑	37.0-54.0	fl					

白细胞明显增高，红细胞减少，血小板正常或减少。

图8-1 白血病血常规

外周血涂片是这样的（图8-2）。

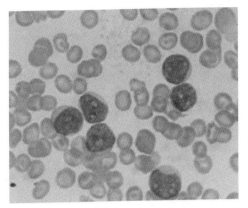

外周血原始细胞增多。

图 8-2　白血病外周血涂片

请产科会诊，决定终止妊娠时机，进一步完善骨髓穿刺等相关检查。

1 妊娠合并白血病指的是什么？

白血病是血液系统的一种恶性肿瘤，由某一种类型的白细胞在骨髓和其他造血组织中恶性克隆，增殖失控，凋亡受阻，从而抑制了正常的造血功能，累及其他器官和组织。妊娠合并白血病是产科的危急重症，较为罕见，年发病率为 1/100 000 ～ 1/10 000，主要类型为急性白血病，约占 90%。其中约 60% 为急性粒细胞白血病，30% 为急性淋巴细胞白血病。慢性白血病约占 10%，其中以慢性粒细胞白血病为主。妊娠合并白血病较少见，但随着联合化疗的进展、骨髓移植成功率的增加，白血病的缓解率与生存期相应增高，因此，白血病合并妊娠的概率亦有增多。尽管妊娠合并白血病的发病率不高，但肿瘤细胞浸润、重度贫血、反复出血或感染都将严重损害重要脏器的功能，威胁母胎健康，甚至导致孕产妇死亡。同时，由于妊娠的特殊性导致治疗延迟将严重影响疾病的远期预后。在权衡妊娠合并白血病患者是否继续妊娠以及临床如何处理时，要兼顾疾病本身、母体、胎儿及患者意愿等多方面因素，使得临床处理极为棘手，需要多学科团队合作。

2 导致白血病的发病原因是什么？

白血病的发病原因非常复杂，至今尚不清楚，而某些危险因素，如遗传因素、免疫缺陷、病毒感染、各种辐射、化学物质（如苯的长期接触），以及某些药物（如乙双吗啉、氯霉素、保泰松）等，均可能是致病的辅助因子，或有促进发病或直接使细胞发生恶变的因素。

外周血中白细胞质和量的异常这一基本病理变化，使患者出现不同程度的发热和各种热型，其发热的根本原因是感染。异常增生的白血病细胞又干扰了幼红细胞的代谢，因此红细胞生成减少，且多数病例又呈隐性溶血现象，红细胞生存时间明显缩短，造成明显的贫血。白血病本身使血小板生成减少，可以导致或多或少的出血，同时白血病原始细胞在血管内聚集停滞，损伤小动脉及静脉的内皮也引起局部的严重出血，而某些白血病还容易并发弥散性血管内凝血，则表现为多部位出血。

3　白血病如何分类？

（1）根据发病缓急分为急性白血病和慢性白血病两大类。

（2）根据细胞类型分为以下几类。①急性：急性淋巴细胞白血病（ALL）、急性非淋巴细胞白血病（ANLL）；②慢性：慢性粒细胞白血病（CML）、慢性淋巴细胞白血病（CLL）；③少见类型：多毛细胞白血病、成人T细胞白血病、淋巴瘤细胞白血病、幼淋巴细胞白血病、浆细胞白血病、肥大细胞白血病、嗜酸性粒细胞白血病与嗜碱性粒细胞白血病。妊娠期以急性白血病为主，约占81.6%，慢性粒细胞白血病次之，急性白血病中又以粒细胞白血病为多见。急性白血病可在妊娠各期中发现，以妊娠晚期多见，妊娠早期、中期、晚期的发生率分别约为22%、36%和42%。慢性粒细胞白血病病程较长，常在疾病过程中妊娠。

4　妊娠期白血病可出现哪些症状？

妊娠期白血病的最初诊断常很困难，其症状常不典型，最常见的是易疲劳、体重减轻、食欲缺乏及体内某处疼痛等。而起病急骤者则表现为反复发热、进行性贫血、出血倾向和骨关节疼痛等，易被误诊。妊娠期出现无法解释的贫血、发热和出血倾向时必须请血液科诊断。

5　妊娠期白血病可有哪些体征表现？

皮肤、黏膜苍白；口腔、鼻腔出血及全身瘀斑，偶

见致命的颅内出血、消化道出血的体征；50% 以上的患者
有肝脏肿大；淋巴结肿大，颌下、颈侧、腋下、腹股沟等
处常可触及直径 <3cm、质地较软且不融合的淋巴结（慢
性白血病患者淋巴结肿大少见）。急性白血病时还出现胸
骨、胫骨压痛及特异性皮肤损害，如斑丘疹、结节、红皮
病、剥脱性皮炎。如果累及心肌和心包膜则可出现心包积
液、心脏扩大及心力衰竭的体征。

6 妊娠对白血病有哪些影响？

妊娠对白血病的影响存在一定争议。少数学者认为
妊娠会加速疾病进程，表现为妊娠会促进完全缓解的白血
病患者复发，其机制可能与妊娠期间免疫抑制状态、激素
水平改变、胎盘生长因子刺激休眠白血病细胞等有关。也
有学者认为孕期妇女体内分泌增加的 17- 羟皮质酮及黄体
酮具有一定抗白血病的作用，可使患者病情暂时缓解。但
大多数研究认为妊娠本身对白血病的进程和化疗预后并无
明显影响，甚至化疗剂量也无须因妊娠进行调整。有研究
数据提示，妊娠合并急性髓系白血病（AML）和急性淋巴

细胞白血病患者接受常规剂量和疗程化疗后完全缓解率分别为 72% 和 76%，妊娠期白血病患者中完全缓解率、生存期与非妊娠妇女并无明显差异。

7 白血病对妊娠有哪些影响？

白血病严重危害母胎健康。白血病使患者正常造血功能受到抑制，从而出现贫血、血小板减少、感染，以致发生弥散性血管内凝血、产后出血、脑出血、脑梗死、败血症等风险明显增加。而且，病理妊娠，如子痫前期、胎盘早剥等的发生率也明显增高。妊娠过程中胎盘的屏障作用一定程度上可以阻止白血病细胞进入胎儿体内，所以对胎儿来讲，先天性白血病很罕见，但是妊娠合并白血病可造成胎儿生长受限、流产、胎死宫内、死产及早产的风险增加。此外，在孕早期确诊的白血病患者接受联合化疗会增加胚胎丢失及胎儿畸形的发生率，而孕中晚期化疗虽然致畸的风险降低，但可能因短暂的骨髓抑制，导致胎儿生长受限、低体重儿、早产和轻微升高的死胎率。

8 如何诊断妊娠合并白血病？

妊娠合并白血病最常见的症状为易疲劳、贫血、体重减轻、食欲缺乏，有些患者出现反复发热、皮肤黏膜苍白、皮肤瘀点或瘀斑、肝脾肿大、全身多处淋巴结肿大、胸骨胫骨压痛，以及不明原因的感染等各种症状。由于症状不典型，易被误诊，故妊娠期间白血病的诊断较困难。很多患者仅表现为孕期检查血常规异常（白细胞升高、血小板降低或异常升高、血红蛋白降低），伴或不伴乏力、贫血、出血等症状。如进一步检查外周血涂片提示原始细胞升高，高度怀疑为白血病时，须完善骨髓细胞形态学、免疫分型、细胞遗传学和分子生物学检测，以明确血液病的诊断和分型；同时详细询问病史，如有无血液病史、肿瘤放化疗治疗史，有无心、肝、肾等重要器官功能不全、白血病、肿瘤家族史及遗传代谢性疾病病史，尽量做到早期发现、及时处理。妊娠合并白血病的诊断标准与非妊娠期相同，可参考美国国立综合癌症网络（NCCN）、世界卫生组织和我国的白血病诊疗相关指南。

妊娠期出现上述症状及体征时必须立即检查血常规，

必要时做骨髓穿刺。建议妊娠期间每个月复查血常规，尽早得到第一手信息尤为重要。

（1）急性白血病

1）血常规：全血细胞减少，出现原始和早期细胞，白细胞数可增多、正常或减少，可减至 $(0.2 \sim 0.5) \times 10^9$/L 或增多至 $(300 \sim 500) \times 10^9$/L。但是有 10% 的患者仅表现为轻度贫血和中度的血小板减少，而白细胞计数正常，外周血中无原始细胞，此类患者必须行骨髓穿刺。

2）骨髓象：有核细胞或非红系细胞成熟障碍（原始细胞增多 $\geq 20\%$）。

（2）慢性粒细胞白血病：自然病程分为慢性期、加速期和急变期，各期的血常规会有所不同。

1）血常规：①慢性期白细胞数为 $(10 \sim 200) \times 10^9$/L 或更高，可达 700×10^9/L，分类中有不同成熟阶段的粒细胞，以中幼粒及成熟粒细胞为多数；红细胞形态正常，血红蛋白正常，易见有核红细胞；血小板正常或升高；②加速期和急变期血红蛋白和血小板可明显下降。

2）骨髓象：红系、髓系及巨核系明显或极度增生，以髓系更为突出；粒系与红系比例可达 $(15 \sim 20) : 1$；慢性期原始粒细胞与早幼粒细胞总和不超过 10%；嗜酸性与嗜碱性粒细胞比例明显高于正常，在病变恶化时增加更为明显。

3）生化检查：血清乳酸脱氢酶、尿酸及溶菌酶往往增高。

4）细胞免疫学检查及遗传学检查：应用一组合适的抗体，结合必需的细胞化学检查，几乎可以对所有的急性白血病进行分型诊断。染色体核型分析、原位杂交以及基因检查可以诊断慢性粒细胞白血病。

9 妊娠合并白血病能否继续妊娠？

（1）妊娠早期发生急性白血病：少部分专家认为妊娠不会改变白血病的病程，且在孕期进行化疗也可使疾病得到缓解，他们认为妊娠可以继续。然而多数临床专家认为发生在妊娠早期的急性白血病流产率和早产率高，应及时终止妊娠，术后予以强力化疗。若病情危重则先予以化疗，待病情缓解后再终止妊娠。

（2）妊娠中、晚期发病：由于化疗对胎儿影响不大且无遗传白血病危险，故可以继续妊娠的同时进行化疗并辅以支持疗法，争取在病情缓解后分娩，希望获得一个成熟活婴。妊娠晚期也可以在剖宫产获得活婴后再化疗。然而有学者等认为延迟治疗将对母亲的结局产生不利影响。

（3）慢性粒细胞白血病：一般能顺利地通过妊娠期完成足月分娩，无须终止妊娠。

10 如何确定妊娠合并白血病患者的分娩时机？

妊娠合并白血病的分娩时机及分娩方式应在产科、血液科、麻醉科和新生儿科多学科商讨后，与孕妇及家属充分沟通并征得同意的情况下制订。

目前虽无前瞻性研究确定妊娠合并白血病孕妇的最佳分娩时机，但根据现有医疗水平和早产儿的救治经验，多数研究认为妊娠 24 ～ 32 周可权衡胎儿化疗暴露和治疗性早产的利弊后选择最有利于母胎的分娩时机，妊娠 32 周后胎儿生存率大大增加，应根据母胎情况尽快终止妊娠。如果病情需要使得妊娠期化疗不可避免，为降低出血和感染风险，最大限度地保障母胎安全，计划分娩的时间最好在孕妇病情稳定、化疗结束 3 周以后，因化疗后血细胞计数的最低点通常在化疗后 2 ~ 3 周。

若母胎一般情况良好，可考虑在妊娠 35 周以后终止妊娠。妊娠 24 ~ 32 周诊断的急性白血病患者，需评估胎儿暴露于诱导治疗的风险与择期分娩早产风险的利弊，妊娠 32 周后可计划分娩，分娩前注意避免围产期全血细胞减少。妊娠 32 周后诊断的急性白血病孕妇，若一般情况尚好，胎儿已成熟，应尽快制订分娩计划，分娩后再开始诱导治疗；发生 DIC 者在排除产科急症或近预产期后，尽可能先诱导治疗纠正 DIC 后再终止妊娠。妊娠合并急性白血病孕妇计划 35 周之前分娩者，建议在分娩前 1 周行肌内注射糖皮质激素促胎肺成熟治疗，至少在分娩前 24 小时使用硫酸镁进行胎儿脑保护治疗。

11 妊娠合并白血病患者的分娩方式及处理是怎样的？

根据产科情况决定分娩方式。如果没有产科并发症，白血病本身并不是剖宫产指征。术后出血、感染、切口愈合不良也是必须要考虑的问题。尤其是急性白血病，术后并发症延误后续治疗将严重影响母体的远期预后。因此，应尽量避免不必要的手术操作。孕早期时可采取药物流产，孕中晚期可采用依沙吖啶羊膜腔注射引产，必要时行清宫术。选择剖宫产时需做好充分的术前准备，输成分血、血小板，术中充分止血，高度警惕腹腔、腹壁有无血肿形成，可适当放置引流条（管）。阴道分娩时要注意有无软产道裂伤、会阴血肿形成。妊娠合并白血病的孕妇易出现胎儿窘迫，在产程进展中务必严密加强胎心监护，常规吸氧，必要时手术终止妊娠，并做好新生儿抢救准备。产后加强宫缩，积极应用广谱抗生素预防感染，预防产褥期感染。

12 妊娠合并白血病的患者如何进行分娩镇痛？

分娩时宜尽早实施镇痛，PLT$<50\times10^9$/L 时应尽量避免椎管内穿刺；PLT$<80\times10^9$/L 和（或）中性粒细胞$<1\times10^9$/L 时应避免硬膜外镇痛，可考虑哌替啶或者吗

啡镇痛，剖宫产手术时建议全身麻醉；PLT $\geq 80 \times 10^9/L$ 时可选择硬膜外麻醉镇痛。

13 妊娠合并白血病患者的新生儿如何处理？

妊娠合并白血病患者的新生儿均应按高危新生儿处理：①新生儿出生后：查血常规及染色体；②人工喂养：产妇应尽快进行化疗，不宜母乳喂养；③产前如应用大剂量皮质激素，新生儿出生后应用泼尼松 2.5mg，每日 2 次口服，1 周后可逐渐减量。

14 妊娠合并白血病患者流产、引产的方法是怎样的？

白血病本身不是人工流产和药物流产的禁忌证，可根据患者情况个体化选择终止妊娠的方式。依沙吖啶羊膜腔注射和水囊引产的安全性、时效性较高，可作为妊娠中期终止妊娠的引产方式。

15 如何预防妊娠合并白血病？

　　妊娠合并白血病目前尚无特殊的预防方法，根据发病的原因，预防上主要应减少或避免有害物质，如电离辐射、化学物质的接触，对于某些可能转化为白血病的获得性疾病应早期给予积极治疗。

第九部分

其他溶血性贫血

1 什么是遗传性球形红细胞增多症?

遗传性球形红细胞增多症（HS）也称为 Minkowski–Chauffard 病，多为常染色体显性遗传疾病，少数为常染色体隐性遗传，欧美人群发病率约为 1/2000，遗传性球形红细胞增多症系位于第 6 号或第 8 号染色体基因突变，由于红细胞膜缺陷使其形态呈球形，在通过脾脏的时候被大量破坏，从而导致以间接胆红素（IBil）升高为主的溶血性黄疸。我国尚无确切的流行病学调查数据，文献资料显示 HS 为我国高发的溶血性疾病。

2 遗传性球形红细胞增多症有哪些典型的表现?

典型表现为贫血、黄疸、脾大，部分患者伴有胆石症，临床表现可从亚临床状态到严重的溶血不等，红细胞形态呈球形，其渗透脆性增加为其特点。

3 遗传性球形红细胞增多症对妊娠有哪些影响？

纯合子患儿多在胎儿期死亡，临床就诊者几乎全部为杂合子患儿。新生儿产后 36 小时即可发病，亦可症状轻，长期不被发现。

4 得了遗传性球形红细胞增多症如何治疗？

可给予支持治疗，输注悬浮红细胞支持治疗；脾脏切除术是中度和重度遗传性球形红细胞增多症标准的外科治疗。新生儿溶血的病例中，要注意遗传性球形红细胞增多症的可能。

5 什么是红细胞酶缺陷引起的溶血性贫血？

红细胞酶缺陷引起的溶血性贫血以葡萄糖 -6- 磷酸脱氢酶（G-6PD）、丙酮酸激酶、葡萄糖磷酸异构酶及嘧啶 5 核苷酸缺乏常见，其中以 G–6PD 酶缺乏最常见。

6 导致葡萄糖 –6– 磷酸脱氢酶缺乏症的病因及临床表现是什么？

　　由于红细胞膜的葡萄糖 –6– 磷酸脱氢酶缺陷，导致红细胞戊糖磷酸途径中谷胱甘肽还原酶的辅酶——还原型烟酰胺腺嘌呤二核苷酸磷酸（NADPH）生成减少，使得维持红细胞膜稳定性的还原型谷胱甘肽生成减少而不能抵抗氧化损伤，最终导致红细胞被破坏并溶血的一种遗传病，容易诱发贫血。该病系 X– 连锁遗传疾病，可无症状，或为间歇性发作的溶血性贫血。患者常因食用蚕豆而发病，俗称"蚕豆病"，部分重型患者可引起新生儿期重度高胆红素血症，或在特定条件下（氧化应激、食物或药物）诱发非免疫性溶血，危及生命。

7 葡萄糖 –6– 磷酸脱氢酶缺乏症与妊娠有何关系？

药物、感染诱发的葡萄糖 –6– 磷酸脱氢酶缺乏症的溶血性贫血，一般为自限性的，可恢复正常后再妊娠。"蚕豆病"相对较严重，尤其是重症患者不宜妊娠。

新生儿遗传受累可发生葡萄糖 –6– 磷酸脱氢酶缺乏，在我国广州及香港地区 1/3 ～ 2/3 的新生儿溶血由该酶缺乏引起。葡萄糖 –6– 磷酸脱氢酶缺乏的新生儿，在有感染、用药时更易诱发新生儿黄疸的发生。新生儿黄疸多于产后 24 ～ 72 小时发生，亦有延长至 1 周发病者。黄疸较重，可发生核黄疸，伴肝脾肿大，但有部分患儿亦可能不出现黄疸。

8 如何诊断葡萄糖 –6– 磷酸脱氢酶缺乏症？

临床上有溶血及贫血，葡萄糖 –6– 磷酸脱氢酶的活性减低。需鉴别新生儿血型不合引起的新生儿溶血，可查 Rh、ABO 血型及相应的免疫抗体。

9 得了葡萄糖 –6– 磷酸脱氢酶缺乏症怎么办?

该病重在早发现及预防。葡萄糖 –6– 磷酸脱氢酶缺乏症在我国南方地区高发，有必要对育龄夫妇进行葡萄糖 –6– 磷酸脱氢酶活性的筛查以发现潜在患者并对其后代遗传风险提供指导。由于新生儿及儿童葡萄糖 –6– 磷酸脱氢酶缺乏，尤其是男性患者及女性纯合子患者，可出现严重表型，因此有必要对高危地区所有出生新生儿进行葡萄糖 –6– 磷酸脱氢酶活性的筛查。由于女性杂合子存在两条 X 染色体中的一条随机失活效应，且部分患者表现为异常的 X 染色体更易失活，因此杂合子女性患者酶活性变异很大。有研究表明，78.5% 女性杂合子患者可表现出正常的酶活性，因此常规酶活性筛查可能漏掉很大一部分女性杂合子。为评估其遗传给后代的风险，有必要对有高危家族史的女性进行葡萄糖 –6– 磷酸脱氢酶基因缺陷的检测。

葡萄糖 –6– 磷酸脱氢酶缺乏的孕妇要注意预防感染，避免服用抗氧化的药物及进食蚕豆，发生溶血后，必要时输血。新生儿轻度黄疸可照蓝光及输入白蛋白治疗，严重者需及时换血，以减低核黄疸或新生儿死亡的风险。一般妊娠过程顺利，部分患者妊娠期贫血加重，尤其是在有创伤、合并感染时。

10 什么是阵发性睡眠性血红蛋白尿症？

阵发性睡眠性血红蛋白尿症（PNH）是一种后天获得性造血干细胞基因突变所致的红细胞膜缺陷性溶血病，属于良性克隆性疾病。成熟的血细胞多有典型的膜病变，红细胞被激活的补体破坏，引起溶血发生。

11 阵发性睡眠性血红蛋白尿症的临床表现有哪些？

可出现与睡眠有关、间歇发作的慢性血管内溶血和血红蛋白尿，可伴有全血细胞减少和反复静脉血栓形成。

（1）血红蛋白尿：为主要症状，阵发性或发作性加重，轻者可偶发，重者可持续数周。一般持续 2～3 天。

可伴有发热、腰腹痛。感染、用药、输血、劳累等情况可诱发。妊娠也可能是发作的诱因。

（2）贫血：为最常见的首发症状，以全血细胞减少为主要表现的阵发性睡眠性血红蛋白尿症发生率为15%，临床可表现为不同程度的贫血、血小板减少及感染。

（3）出血：多为皮肤、黏膜、齿龈、鼻腔等部位轻度到中度出血。

（4）黄疸：溶血引起的间接胆红素升高。

（5）肝脾肿大。

（6）溶血危象：严重患者因某些诱因，如感染、经期、使用铁剂或疫苗等可引起危象发生，常有剧烈腹痛及重度溶血。血栓形成是阵发性睡眠性血红蛋白尿症患者死亡的主要原因，其主要影响因素是阵发性睡眠性血红蛋白尿症克隆的大小和（或）血管内溶血的程度。

12 阵发性睡眠性血红蛋白尿症与妊娠的关系是怎样的？

阵发性睡眠性血红蛋白尿症合并妊娠时易出现妊娠

并发症，主要表现为自然流产、早产、子痫前期、低体重儿、死胎、死产等，孕妇易合并较重的妊娠期高血压疾病，亦可发生出血、产后感染及肝、脑、肺等器官的栓塞，同时，妊娠易加重阵发性睡眠性血红蛋白尿症患者的病情，表现为溶血程度增加，血栓、感染、出血风险增高，因此，过去多主张不宜妊娠。目前国内的资料认为，虽然阵发性睡眠性血红蛋白尿症合并妊娠时有上述危险，但恰当处理也有顺利成功妊娠的机会。

13 如何诊断阵发性睡眠性血红蛋白尿症？

在临床表现的基础上，流式细胞仪检测已成为诊断阵发性睡眠性血红蛋白尿症的"金标准"。临床上常使用流式细胞仪检测荧光标记的 CD55 和 CD59 单克隆抗体（单抗），从而得出 GPI 锚连蛋白表达缺陷细胞的数量。在有条件的医疗机构，可联合使用荧光标记的气单胞菌溶素（FLAER）检测。该检测具有特异性和敏感度高、不受输血和溶血影响等特点，但其不能评价红细胞的阵发性睡眠性血红蛋白尿症分型，因此，FLAER 检测不能替代 CD55、CD59 检测。对于检测标本，骨髓优于外周血，在有条件获得骨髓标本的情况下建议使用骨髓标本。不具备流式细胞仪检测条件的情况下，可以使用传统的检测方法，包括酸化溶血试验、糖水溶血试验或尿 Rous 试验。

14 得了阵发性睡眠性血红蛋白尿症怎么办？

（1）对于孕前诊断阵发性睡眠性血红蛋白尿症、病情控制稳定、有生育要求的患者，孕前需要在三级综合医院进行评估，主要评估阵发性睡眠性血红蛋白尿症病情的程度、器官受损情况、药物治疗的有效性以及患者是否有血栓病史及血栓家族史。对于伴有全血细胞减少的阵发性睡眠性血红蛋白尿症患者还需关注外周血三系细胞检测结果，特别是血小板计数情况。

（2）孕期应根据病情至少每 4 周检测一次血常规、尿常规、凝血功能、乳酸脱氢酶（LDH）及肝肾功能，评估溶血程度及所导致的贫血程度，对于表现为全血细胞减少的妊娠合并 PNH 患者需严密监测外周血三系细胞水平，并注意患者的临床症状，如贫血引起的心功能异常、出血倾向及感染表现。

（3）孕期治疗：应给予对症支持治疗，主要以输注红细胞改善贫血和输注血小板预防出血为主。另外，可使用皮质类固醇激素、免疫抑制剂、单抗及抗凝治疗等。

第十部分

妊娠期贫血的正确认知

1 如何快速识别妊娠期贫血？

妊娠期贫血可通过以下几方面来识别：

（1）孕妇有面色苍白、头晕、眼花、耳鸣、心慌、气短、乏力、食欲缺乏、腹胀等贫血症状。

（2）出现皮肤黏膜苍白、指甲脆薄、毛发干燥、口腔炎及舌炎等。

（3）孕前有月经量过多、寄生虫病或消化道疾病等慢性失血史。

（4）有妊娠呕吐或慢性腹泻、双胎、铁剂吸收不良、偏食等导致营养不良和缺铁病史。

（5）辅助检查

1）血常规检查：缺铁性贫血为小细胞低色素性贫血；再生障碍性贫血以全血细胞减少为特征；巨幼细胞贫血呈大细胞性贫血。

2）血清铁浓度测定：血清铁 $<6.5\mu mol/L$。

3）叶酸、维生素 B_{12} 测定：血清叶酸 $<6.8nmol/L$ 或红细胞叶酸 $<227nmol/L$。

4）骨髓检查：缺铁性贫血显示红细胞系增生，分类见中、晚期幼红细胞增多，含铁血黄素及铁颗粒减少或消失；再生障碍性贫血显示多部位增生减低，造血细胞少；巨幼细胞贫血骨髓红细胞系明显增生，可见典型的巨幼红细胞。

通过血常规检查可快速识别妊娠期贫血，通过后三项内容可辅助诊断妊娠期贫血类型。

2 哪些人群应该进行妊娠期贫血的筛查?

所有孕妇都应在孕早期和孕 24^{+0} 至 28^{+6} 周进行全血细胞计数检查以筛查是否有贫血。

在孕前存在慢性失血症、长期素食、挑食、有短期内多次妊娠史的患者，对体内的储备铁是有影响的，这些女性在孕期有可能会发生贫血。有的孕妇早孕反应严重，使准妈妈恶心、呕吐、挑食，营养吸收不良也可引起贫血。所以，这些人群更应该进行妊娠期贫血的筛查，以便早发现、早治疗。

3 如何应对妊娠期贫血？

（1）怀孕早期就应坚持做产前检查，一旦发现缺铁性贫血，遵医嘱服用铁剂。维生素 C 有促进铁剂吸收作用，应和铁剂同服。服铁剂前后不要喝茶和牛奶，以免影响铁的吸收。如孕妇胃酸不足，可加服稀盐酸。如重度贫血，特别是血容量不足时，可适当输血，以保证准妈妈和胎儿的身体健康。

（2）要明确贫血的原因，如是其他疾病造成的，应及时治疗原发疾病。

（3）调节饮食，加强营养。如多进食肝、瘦肉、蛋、豆类、牛奶、鲜蔬菜等富含铁的食物。

（4）严重贫血者，产后可以继续服用相应药物，及时防治产后出血和产后感染。

4 轻度至中度贫血的无症状孕妇应该如何进行评估？

对轻度至中度贫血孕妇的初步评估包括病史、体格检查以及全血细胞计数、红细胞指数、血清铁水平和铁蛋白水平的测量。外周血涂片检查有助于诊断溶血或寄生虫病。根据个人史、家族史以及红细胞指数，必要时需要通过分析血红蛋白和基因检测来评估血红蛋白病。利用生化相关检测，如血清铁蛋白、转铁蛋白饱和度和游离红细胞原卟啉水平的异常值以及低血红蛋白或红细胞比容水平来鉴别缺铁性贫血。

5 对于无贫血的孕妇，补铁有益处吗？

典型的膳食模式应每天提供 15mg 元素铁，孕期铁的每日推荐摄入量为 27mg，哺乳期为 9mg。

美国 CDC 建议对孕妇进行缺铁性贫血筛查，除存在某些遗传疾病（如血友病）外，给予普遍的铁剂补充来满足妊娠期铁需求。另外，怀孕期间补充低剂量铁可改善母亲的血液学参数，降低孕妇足月时缺铁的可能性，不仅维持母体铁储备，又可能有益于新生儿的铁储备，并且不会带来危害。围产期铁剂补充也很重要，因为一般的膳食模式和内源性铁储备可能无法满足孕期增加的铁需求。缓释制剂或肠溶制剂溶解性差，可能补铁的效果也较差。

6 产前或术前患者，何时考虑输血？自体输血有作用吗？

产前或术前患者很少需要输注红细胞，除非同时存在因失血引起的血容量不足或必须对贫血患者进行手术分娩。

自体输血在诊断为有症状性失血高风险的患者（如前置胎盘）中有用。

7 基于指南及专家共识的建议

A 级：（以下结论基于良好且一致的科学证据）

·建议从妊娠早期开始补充低剂量铁，以降低分娩时产妇贫血的患病率。

B级：（以下推荐和结论基于有限或不一致的科学数据）

·妊娠期缺铁性贫血与低出生体重、早产和围产期死亡率的风险增加有关，产前除了补充维生素外，还应补充铁剂。

·孕妇血红蛋白低于 60g/L 的重度贫血与胎儿氧合异常有关，可导致胎儿心率模式不稳定、羊水量减少、胎儿脑血管扩张和胎儿死亡。因此，在重度贫血的情况下，应考虑进行输血。

·根据在妊娠早期和产后使用的有效性和不良反应的现有证据，对于不能耐受口服铁剂或对口服铁剂无反应者或妊娠后期严重缺铁的患者，可以考虑肠外铁剂。

C级：（以下推荐主要基于共识和专家意见）

·所有孕妇都应在孕早期和孕 24⁺ 至 28⁺ 周时通过全血细胞计数筛查贫血。符合贫血诊断标准（孕早期和孕晚期的红细胞压积低于 33% 或孕中期的红细胞压积低于 32%）的患者应进行评估以确定贫血的原因。如果排除了缺铁，则应调查其他导致贫血的病因。

·当铁剂治疗无效时应立即进行进一步的检查，并可能提示诊断错误、共存疾病、吸收不良（有时由使用肠溶片或同时使用抗酸剂引起）、依从性差或失血。

综上所述，妊娠期贫血是常见的临床问题，并且可影响母婴结局。建议所有孕妇应该常规筛查有无贫血，并探寻导致贫血的原因。妊娠期和产褥期贫血最常见的两个原因是缺铁和急性失血。妊娠期对铁的需求量会增加，如果不能保持足够的铁水平，就可能会导致不良的母婴后果。

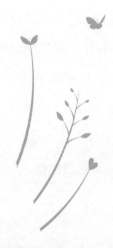

参考文献

［1］崔俭俭，梅恒，赵茵.妊娠合并白血病的孕期监护及分娩决策［J］.中国实用妇科与产科杂志，2022，38（12）：1178-1182.

［2］李洋，杨海澜.妊娠合并地中海贫血的产科管理［J］.国际妇产科学杂志，2022，49（3）：330-334.

［3］谢幸，孔北华，段涛.妇产科学（第9版）［M］.北京：人民卫生出版社，2018.

［4］孙延霞.新编妇产科疾病诊疗与护理精要［M］.长春：吉林科学技术出版社，2019.

［5］肖芳，程汝梅，黄海霞，等.护理学理论与护理技能［M］.哈尔滨：黑龙江科学技术出版社，2022.

［6］徐丛剑，华克勤.实用妇产科学（第4版）［M］.北京：人民卫生出版社，2018.

［7］冯容庄.高危险妊娠护理［M］.北京：科学技术

文献出版社，1999.

　　[8] 甘旭培，徐先明. 妊娠合并再生障碍性贫血［J/CD］. 中华产科急救电子杂志，2015，4（1）：32-37.

　　[9] 勾美图，张宁，李响. 妊娠期贫血的危害及干预措施［J］. 中国实用乡村医生杂志，2007，6（74）：36-37.

　　[10] 孔方方，周英杰. 妊娠期疾病防治新理念［M］. 北京：金盾出版社，2012.

　　[11] 李力，易萍，陈建昆. 地中海贫血与妊娠［J］. 实用妇产科杂志，2016，32（9）：647-649.

　　[12] 李淑丽. 产科急危重症临床诊治［M］. 长春：吉林科学技术出版社，2019.

　　[13] 罗丽丽，王莹，肖琳，等. 妊娠合并地中海贫血的研究进展［J］. 中国优生与遗传杂志，2017，25（11）：4-6，9.

　　[14] 马明信，杨俊超. 再生障碍性贫血的病因和社区预防［J］. 中国全科医学，2001，4（5）：343-344.

　　[15] 潘石蕾，黄郁馨. 妊娠合并地中海贫血［J/CD］. 中华产科急救电子杂志，2015，4（1）：28-31.

　　[16] 彭珊. 分析孕妇贫血的原因、影响因素及其干

预措施［J］.中国医药指南，2019，17（11）：125-126.

［17］覃玉妹，廖林，邓雪连，等．SPTB基因新型复合杂合突变致遗传性球形红细胞增多症遗传学分析及产前诊断［J］.中国实验血液学杂志，2022，30（2）：552-558.

［18］马亚南，刘玉峰．儿童遗传性球形红细胞增多症88例临床特点分析［J］河南医学研究，2017，26（06）：992-993.

［19］中华预防医学会出生缺陷预防与控制专业委员会新生儿筛查学组，中国医师协会医学遗传医师分会临床生化遗传专业委员会，中国医师协会青春期医学专业委员会临床遗传学组．葡萄糖-6-磷酸脱氢酶缺乏症新生儿筛查、诊断和治疗专家共识［J］.中华儿科杂志，2017，55（6）：411-414.DOI：10.3760/cma.j.issn.0578-1310.2017.06.003.

［20］崔舒珲，梁梅英．妊娠合并阵发性睡眠性血红蛋白尿的诊治进展［J］.中华妇产科杂志，2020，55（6）：4.

［21］漆洪波．妊娠合并急慢性疾病的贫血［J］.实用妇产科杂志，2003，19（3）：135-136.

［22］沈铿，马丁．妇产科学（第3版）［M］.北京：

人民卫生出版社，2015.

［23］侍庆，王学锋.妊娠合并白血病的诊治［J］.中国实用妇科与产科杂志，2004，20（5）：272-274.

［24］孙金昌.孕产期产后保健与孕期常见病防治［M］.南昌：江西科学技术出版社，2006.

［25］张美.妊娠贫血的危害及干预措施［J］.基层医学论坛，2006，10（10）：933.

［26］张雪梅，漆洪波.妊娠合并白血病［J］.实用妇产科杂志，2016，32（9）：652-655.

［27］赵文芳，田艳春，王照英，等.妇科常见病与产科并发症［M］.北京：中国海洋大学出版社，2021.

［28］邹萍.妊娠合并白血病的临床处理［J］.中国实用内科杂志，2011，31（12）：915-917.

［29］马建婷.常见妇产科疾病科普知识荟萃［M］.北京：科学技术文献出版社，2022.

［30］张虹，秦红兵.药理学［M］.北京：中国医药科技出版社，2018.

［31］六层楼先生.怀孕呵护指南［M］.杭州：浙江科学技术出版社，2021.

［32］宋洁，陈惠珍.老年护理学［M］.北京：北京

理工大学出版社，2013.

［33］赵文芳，田艳春，王照英，等．妇科常见病与产科并发症［M］．北京：中国海洋大学出版社，2021.

［34］吕云玲，南桂英．内科护理学（第3版）［M］．西安：第四军医大学出版社，2014.

［35］田春芳．产科危象早期识别与处理［M］．郑州：河南科学技术出版社，2017.

［36］彭宝华，郭晓青．妊娠合并症的诊断及治疗［M］．兰州：甘肃文化出版社，2010.

［37］刘东，马丁．慢性病用药指导丛书：妇产科疾病用药分册［M］．武汉：湖北科学技术出版社，2015.

［38］中国妇幼保健协会双胎妊娠专业委员会．双胎妊娠期缺铁性贫血诊治及保健指南（2023年版）［J］．中国实用妇科与产科杂志，2023，39（4）：419–430.

［39］Anemia in Pregnancy.ACOG Practice Bulletin No. 233.American College of Obstetricians and Gynecologists［J］. Obstet Gynecol，2021，138：e55–64.

附 录

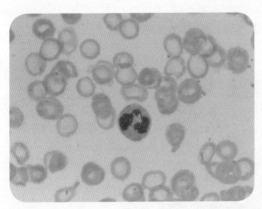

可见红细胞大小不一，形态多样，小细胞多见，红细胞中心淡染区扩大，可见红细胞碎片、泪滴样红细胞等。

图 3-2　缺铁性贫血外周血涂片

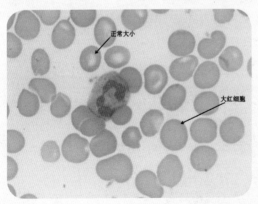

正常大小

大红细胞

外周血可见成熟红细胞大小不一，形态多样，可见大红细胞。

图 4-2　巨幼细胞贫血外周血涂片

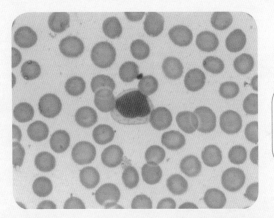

外周血白细胞明显减少，以淋巴细胞为主；血小板显著减少。

图 5-2　再生障碍性贫血外周血涂片

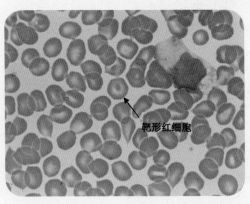

靶形红细胞

外周血红细胞大小不一，靶形红细胞易见。

图 6-2　地中海贫血外周血涂片

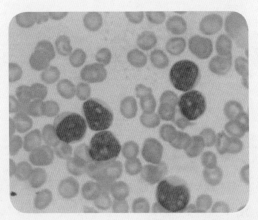

外周血原始细胞增多。

图 8-2　白血病外周血涂片